Anju Devi Loukham

Lesões Intracranianas em Tomografia Computorizada Multislice (64 cortes)

Anju Devi Loukham

Lesões Intracranianas em Tomografia Computorizada Multislice (64 cortes)

Manual de Radiologia e Imagiologia

ScienciaScripts

Imprint
Any brand names and product names mentioned in this book are subject to trademark, brand or patent protection and are trademarks or registered trademarks of their respective holders. The use of brand names, product names, common names, trade names, product descriptions etc. even without a particular marking in this work is in no way to be construed to mean that such names may be regarded as unrestricted in respect of trademark and brand protection legislation and could thus be used by anyone.

Cover image: www.ingimage.com

This book is a translation from the original published under ISBN 978-3-330-35230-8.

Publisher:
Sciencia Scripts
is a trademark of
Dodo Books Indian Ocean Ltd. and OmniScriptum S.R.L publishing group

120 High Road, East Finchley, London, N2 9ED, United Kingdom
Str. Armeneasca 28/1, office 1, Chisinau MD-2012, Republic of Moldova, Europe
Printed at: see last page
ISBN: 978-620-7-67217-2

RECONHECIMENTO

Gostaria de expressar a minha gratidão às muitas pessoas que leram este livro; a todos aqueles que me deram apoio.

Gostaria de agradecer a Olga Iriciuc por me ter permitido publicar este livro. Acima de tudo, quero agradecer à minha mãe e ao meu filho, que me apoiaram e encorajaram, apesar de todo o tempo que levei longe deles. Foi uma viagem difícil para eles.

Gostaria de agradecer a todos os membros que me ajudaram no processo de seleção e edição.

Por último, mas não menos importante: Peço perdão a todos aqueles que estiveram comigo ao longo da impressão do livro e cujos nomes não mencionei".

ÍNDICE DE CONTEÚDOS

RESUMO: As calcificações intracranianas observadas na tomografia computorizada (TC) são o achado mais comum na prática diária da radiologia, porque a TC da cabeça sem contraste é a modalidade de imagem preferida em todo o mundo para a avaliação inicial de doentes com problemas neurológicos agudos ou crónicos. O objetivo deste estudo foi a avaliação das calcificações intracranianas fisiológicas e patológicas, bem como das lesões que ocupam o espaço intracraniano, geralmente utilizadas para identificar qualquer lesão, de origem vascular, neoplásica ou inflamatória, que aumente o volume do conteúdo intracraniano e conduza a um aumento da pressão intracraniana.

CAPÍTULO 1

OBJECTIVOS E METAS:

1. Estudar os achados de tomografia computorizada (TC) de várias calcificações intracranianas fisiológicas e patológicas

2. Distinguir entre a calcificação intracraniana fisiológica e a patológica.

3. Determinar o papel da tomografia computorizada na avaliação de lesões do cérebro que ocupam espaço

CAPÍTULO 2

INTRODUÇÃO:

O Aquilion 64 , scanner de TC, possui um sistema de detetor único que fornece cortes super-finos para imagens claras e abrangentes. O scanner foi concebido para gerar a mesma resolução elevada em todas as três dimensões, permitindo vistas multiplanares de estruturas anatómicas internas. Numa única inspiração de 6-10 segundos, pode captar imagens de qualidade superior e precisas. A Tomografia Computorizada foi introduzida em 1992. O Aquilion 64 é uma ferramenta vital no diagnóstico de uma vasta gama de doenças, incluindo ataques cardíacos e acidentes vasculares cerebrais. Em apenas 15 segundos, o Aquilion 64 pode criar imagens com qualidade fotográfica do interior do corpo - sem dor. Gera imagens tridimensionais do coração, cérebro, sistema circulatório, sistema esquelético e órgãos internos, permitindo aos médicos diagnosticar artérias estreitas, hemorragias internas, cancros em fase inicial e muito mais.

A tomografia computorizada - TC - utiliza raios X de baixa dose para criar imagens do interior do corpo. Deitado confortavelmente na mesa, o doente sustém a respiração durante alguns segundos enquanto a mesa desliza pelo pórtico. Enquanto o faz, o Aquilion capta silenciosamente 64 imagens de secções transversais - "fatias" - a cada 400 milissegundos.

O sistema informático do Aquilion reúne rapidamente milhares destes cortes em imagens 3D. O médico pode observar estas imagens a cores a partir de qualquer ângulo, isolar qualquer órgão e fazer zoom em qualquer ponto. Com o clique de um rato, o médico pode ver ainda mais profundamente as câmaras do coração ou o interior das artérias. Muitas vezes, é difícil para as crianças ou para as pessoas com problemas respiratórios graves susterem a respiração e permanecerem imóveis durante os longos períodos de tempo necessários para os scanners mais antigos, ao passo que a capacidade do Aquilion para efetuar exames cerebrais rápidos e altamente detalhados pode ajudar a impedir um acidente vascular cerebral.

CAPÍTULOS

Tumores cerebrais - benignos e malignos.
Traumático - contusão, hematoma intracerebral, dissecção arterial.
Vascular - aneurismas, malformações arteriovenosas.
Infecioso:
Lesões congénitas.

Material e métodos

Resultados

Discussão com imagens ct

Quistos aracnóides

quisto coloidal

Cisto epidermoide intracraniano

 Esquizencefalia

Cisto porencefálico

Cisto aracnoide

 Doença de Fahr

 Tuberculoma intracraniano

 Infeção da tocha

Neurocisticercose

Malformações arteriovenosas cerebrais

Glioma multicêntrico

Metástases cerebrais

Meduloblastomas

Meningioma

Xantoastrocitomas pleomórficos Linfoma primário do SNC Adenoma da hipófise

Oligodendrogliomas Ependimoma

Hemorragia subaracnoideia Hematoma epidural Hematoma subdural.

Infeção cerebral.

REFERÊNCIAS

As várias lesões que ocupam espaço no cérebro são classificadas da seguinte forma.

Tumores:

1. Gliomas (a) Astrocitomas: Astrocitoma pilocítico circunscrito-juvenil, xantocitoma pleomórfico, astrocitoma de células gigantes subependimário, difuso,

glioma da via ótica, astrocitoma anaplásico, glioblastoma multiforme (b) Oligodendrogliomas (c) Ependimomas (d) Tumores do plexo coroide - papiloma ou carcinoma.
2. Tumores não gliais: (a) Tumores neuronais e tumores mistos neuronais/gliais: Ganglioglioma, Gangliocitoma, Neurocitoma central. (b) Tumores do parênquima pineal: Pineoblastoma, Pineocitoma (c) Tumores embrionários: Meduloblastoma
3. Tumores dos nervos cranianos (a) Schwannoma (b) Neurofibroma (c) Tumores malignos da bainha dos nervos periféricos.
4. Tumores das meninges: (a) Meningioma (b) Tumor melanocítico (c) Hemangioblastoma.
5. Tumores do sistema hematopoiético (a) Linfoma primário ou secundário do SNC (b) Sarcoma granulocítico.
6. Tumor de células germinativas: (a) Germinoma (b) Teratoma.
7. Tumores da região de Sellar: (a) Adenoma da hipófise (b) Craniofaringioma (c) Cisto da fenda de Rathke.

8. Metástases

Lesões císticas do cérebro:[1]

1. Normal e/ou variante - Cisto do plexo coroide (xantogranuloma), espaços perivasculares alargados, ependimário, neuroglial.
2. Congénita - Aracnoide, coloide, epidermoide, dermoide, neurentérica, fenda de Rathke.
3. Infecciosa traumática e/ou vascular - neurocisticercose, quisto hidático.
4. Não neoplásico associado a tumor - Meningioma, schwannoma, adenoma da hipófise, craniofaringioma.

Calcificações intracranianas

  I. Fisiológico
  II. Patológico

     1. Pós-traumático e distrófico
     2. Doenças congénitas (facomatoses)
     3. Doenças vasculares
     4. Infecções
     5. Doenças inflamatórias
     6. Tumores
     7. Metabólico

I) Calcificações fisiológicas e neurodegenerativas relacionadas com a idade

As calcificações fisiológicas intracranianas não são acompanhadas de qualquer evidência de doença e não têm causa patológica demonstrável. Os locais mais comuns incluem a glândula pineal, habênula, plexo coroide, gânglios basais, falx, tentorium, ligamentos petroclinóides e seio sagital.

De acordo com Weins e Stenbeg[2], a calcificação da pineal encontra-se em 25% dos indivíduos com mais de 10 anos de idade. Também é encontrada em 60-70% das pessoas com mais de 50 anos de idade. A calcificação habenular foi detectada em 13% dos adultos. Por radiografia simples, a calcificação do plexo coroide é de 28% e por tomografia computorizada é de 75% em adultos com mais de 40 anos de idade. A calcificação do seio sagital e da falange é encontrada em 7-9% dos adultos.

II) Calcificação patológica

1. Doenças congénitas/facomatoses

As facomatoses são um grupo de doenças hereditárias que afectam estruturas de origem ectodérmica. Classicamente, as calcificações são descritas na esclerose tuberosa e na síndrome de Sturge-Weber, mas também podem ser observadas na neurofibromatose e na síndrome do nevo de células basais.

As calcificações na síndrome de Sturge-Weber localizam-se no córtex subjacente às malformações vasculares leptomeníngeas, sendo invulgar aparecerem antes de o doente atingir os 2 anos de idade. As calcificações são frequentemente giriformes e curvilíneas e são mais comuns nos lobos parietal e occipital.[3] A calcificação pode ser mais extensa, no entanto, no lobo frontal e/ou no envolvimento bilateral. As tomografias computorizadas mostram calcificações em áreas de atrofia.

2. Calcificações vasculares

As calcificações na parede arterial dos grandes vasos intracranianos são comuns e devem ser mencionadas no relatório devido à sua associação com a aterosclerose. Também é importante ter cuidado com outros padrões de calcificação associados a patologia vascular, como malformações vasculares e aneurismas.

As MAV podem conter calcificações distróficas ao longo dos vasos serpentinos e no parênquima adjacente, com uma prevalência de 25-30%.[4]

3. Infecções
   a) Síndrome TORCH congénita (toxoplasmose, outros, rubéola, citomegalovírus, vírus herpes simplex), As infecções por citomegalovírus e toxoplasmose resultam em calcificações periventriculares e subependimárias

A infeção congénita pelo VIH está associada a calcificações periventriculares da substância branca frontal e do cerebelo.[5]

b) Infecções adquiridas

A cisticercose, a tuberculose, o VIH e o criptococo são as infecções intracranianas adquiridas mais comuns, tipicamente associadas a calcificações

Na cisticercose, as calcificações são observadas na larva morta (fase granular-nodular) e o aspeto típico é o de um pequeno quisto calcificado que contém um nódulo calcificado excêntrico que representa o escólex morto.

Um "sinal do alvo" representando um nidus central de calcificação rodeado por um anel de realce é fortemente sugestivo de um tuberculoma.[6]

5. Lesões inflamatórias

A sarcoidose envolve as leptomeninges, produzindo granulomas do pedúnculo hipofisário e do quiasma ótico. Também se podem observar granulomas sarcoides calcificados na hipófise, na ponte, no hipotálamo e na substância branca periventricular.

6. Tumores

a) Tumores intra-axiais

As calcificações estão presentes na maioria dos astrocitomas subependimários de células gigantes sob a forma de pedaços ou nódulos calcificados. Até 25% dos astrocitomas pilocíticos apresentam calcificação intratumoral.

Os oligodendrogliomas exibem a maior frequência de calcificação entre todos os tumores cerebrais, uma vez que até 90% deles calcificam. As calcificações nos oligodendrogliomas podem ser centrais ou periféricas, pontilhadas ou em forma de fita, normalmente localizadas nas paredes dos vasos intrínsecos do tumor.

b) Tumores extra-axiais

A percentagem de meningiomas que se calcificam varia entre 20% e 69%. As calcificações podem ser focais, difusas, grosseiras, arenosas ou mesmo em anel. Há uma maior percentagem de meningiomas calcificados em crianças, o que pode estar associado a subtipos mais agressivos de meningiomas.[7]

c) Tumores intraventriculares

> Os ependimomas intraventriculares calcificam tipicamente, variando de calcificações pontuais a calcificações em massa. Os ependimomas da fossa posterior exibem calcificações pequenas e redondas até 50% e têm a maior frequência de calcificação entre os tumores da fossa posterior.

7. Endócrinas/metabólicas/idiopáticas

As perturbações metabólicas que afectam a homeostase do cálcio estão associadas a calcificações intracranianas que envolvem predominantemente os gânglios basais.
As calcificações progressivas e simétricas dos gânglios basais são o achado radiológico mais comum da síndrome MELAS.[8]

Doença de Fahr : A doença de Fahr, **também conhecida como** ferrocalcinose cerebral familiar, é uma doença congénita caracterizada pela deposição anormal de cálcio com atrofia subsequente envolvendo os gânglios basais e as regiões corticais cerebrais e cerebelares. Foram propostos padrões de hereditariedade autossómica dominante e autossómica recessiva Os achados de calcificação na TC são extensos e têm uma distribuição bastante típica,
- gânglios basais e tálamos

  o envolvimento simétrico do núcleo caudado, do núcleo lentiforme, do tálamo e dos núcleos denteados
  o globus pallidus afetado primeiro
- substância branca subcortical

Calcificação bilateral dos gânglios basais na neuroimagem ou noutras regiões cerebrais, embora em casos isolados os doentes de famílias com CGIF possam não apresentar tais achados;

CAPÍTULO 3

MATERIAL E MÉTODOS

- FONTE DE DADOS:

Os casos serão recrutados no departamento de Radiodiagnóstico JNIMS,POROMPAT,IMPHAL

- CRITÉRIOS DE INCLUSÃO.

1. Doentes do sexo masculino e feminino com idades compreendidas entre os 10 e os 80 anos que apresentem sintomas como febre, dores de cabeça, vómitos, convulsões, perturbações do comportamento, tonturas, défice neurológico de início súbito.

2. Também os doentes assintomáticos em que foram detectadas calcificações intracranianas aquando de uma tomografia computorizada (TC) de rotina efectuada para outro diagnóstico.

- CRITÉRIOS DE EXCLUSÃO.

Critérios de exclusão: Traumatismo, mulheres grávidas, alergia ao contraste

CAPÍTULO 4

RESULTADOS: As lesões ocupando espaço no cérebro foram amplamente classificadas em dois grupos: 79% estavam no compartimento supratentorial, 21% no compartimento infratentorial, 15% eram intra-axiais e 6% extra-axiais e 64% eram intra-axiais e 15% extra-axiais.

O pico de incidência foi observado no grupo etário dos 21-30 anos (18 casos), seguido dos 11-20 anos (17 casos). A Tabela III mostra que 58% dos casos eram do sexo masculino e 42% do sexo feminino. O rácio entre homens e mulheres foi de 1,4:1. A queixa mais comum dos casos foi a cefaleia, observada em 46% dos casos. As lesões hiperdensas foram o achado mais comum nos estudos de TC sem contraste, observadas em 45% dos casos, as lesões hipodensas em 40% e as lesões isodensas em 15% dos casos. Das 79 lesões supratentoriais, foram observadas lesões hiperdensas bem definidas em 35 casos (44,3%). As lesões hipodensas bem definidas foram observadas em 26 casos (32,9%) e as lesões hipodensas mal definidas foram observadas em 6 casos (7,6%). As lesões isodensas bem definidas foram observadas em 7 casos (8,8%) e as lesões isodensas irregularmente definidas foram observadas em 5 casos (6,3%). Cerca de 58 casos (73,4%) apresentavam um efeito de massa, tendo sido observado edema perilesional em 41 casos (51,8%), calcificação em 2,5 casos e alterações ósseas em 14 casos (17,7%). O realce anelar das lesões supratentoriais foi o padrão mais comum dos estudos com contraste, observado em 23 casos (38,9%). As lesões com realce homogéneo foram observadas em 11 casos (18,6%) e as lesões com realce heterogéneo foram observadas em 8 casos (13,5%).

Não se observou realce em 3 lesões (5%) e observou-se realce do bordo da lesão em 2 casos (3,4%). Das 21 lesões infratentoriais, foram observadas lesões hiperdensas bem definidas em 10 casos (47,6%), seguidas de lesões hipodensas bem definidas em 8 casos (38%) e lesões isodensas bem definidas em 3 casos (15,7%). Cerca de 15 casos (71,4%) apresentaram um efeito de massa com edema perilesional em 12 casos (57,4%), alterações ósseas em 2 casos (9,5%) e calcificação em 1 caso (4,7%). As lesões infratentoriais com realce homogéneo foram observadas em 7 casos (11,8%), enquanto as lesões com realce em anel foram observadas em 3 casos (5%). O realce em anel e nódulo mural foi observado em 2 lesões (3,4%). A Tabela I mostra que, entre as lesões congénitas, havia um caso de mega cisterna magna, dois casos de quistos aracnóides e dois casos de quistos dermóides/epidermóides, um caso de esclerose tuberosa e malformação de Dandy Walker.

Entre as lesões vasculares, registaram-se dezasseis casos de HIC aguda, três casos de malformação arteriovenosa, três casos de HVD aguda, dois casos de HVD subaguda, três casos de HVD crónica e um caso de granulações aracnóides intra-ósseas proeminentes, que são projecções da membrana aracnoide para os seios durais que permitem a entrada de líquido cefalorraquidiano do espaço subaracnoide para o sistema venoso.

Entre as lesões infecciosas, registaram-se nove casos de tuberculomas, seis casos de abcessos e doze casos de neurocisticercose .

Entre os tumores e lesões semelhantes a tumores, registaram-se quatro casos de astrocitomas de baixo grau e seis casos de astrocitomas de alto grau, quatro casos de massas da região de Sellar, cinco casos de meningioma, três casos de oligodendroglioma, dois casos de schwannomas, um caso de ependimoma, um caso de meduloblastoma, nove casos de metástases, dois casos de quistos coloides e um caso de linfoma:

1. A maioria dos casos de lesões hiperdensas (27%) apresentava atenuação sanguínea, sugestiva de hemorragias intracerebrais e subdurais. 5 casos de meningioma e um caso de linfoma e meduloblastoma também eram hiperdensos.
2. As lesões hipodensas com realce heterogéneo/anelar, margens irregulares, edema perilesional associado e efeito de massa no grupo etário mais velho foram sugestivas de astrocitomas de alto grau observados em 6 casos (6%) na presente série. Os astrocitomas de baixo grau com realce mínimo/anelar e nódulo mural foram observados em 4 casos (4%).
3. A maioria das lesões, ou seja, 26 casos (44%) apresentaram realce anelar no estudo com contraste efectuado em 59 casos. O realce homogéneo foi observado em 18 casos (30,5%), enquanto o realce heterogéneo foi observado em 8 casos (13,5%). Não foi observado realce em 3 casos, dois quistos aracnóides e um glioma de baixo grau.
4. Lesões hiperdensas ou isodensas com realce anelar ou nodular, sugestivas de tuberculoma intracraniano, foram observadas em 9 casos. Dor de cabeça e convulsões foram as queixas mais comuns nesses pacientes. A maioria das lesões localizava-se supratentorialmente.
5. Lesões hipodensas com realce anelar e escólex foram observadas em 7 dos 12 casos de neurocisticercose, com convulsões como queixa de apresentação na maioria dos casos. 6 casos de lesões hipodensas com realce anelar, parede medial mais fina, edema perilesional e febre foram sugestivos de abcessos cerebrais.
6. A calcificação foi observada na esclerose tuberosa, na neurocisticercose, nos meningiomas, nos oligodendrogliomas, nas malformações arteriovenosas, no quisto dermoide e num caso de doença de Fahr,
7. Foi registado incidentalmente um caso de esclerose tuberosa e malformação de Dandy Walker.

CAPÍTULO 5

As calcificações intracranianas observadas na tomografia computorizada (TC) são as mais comuns e a TC da cabeça sem contraste é a modalidade de imagem preferida em todo o mundo para a avaliação inicial de doentes com problemas neurológicos agudos ou crónicos.

No presente estudo, de um total de 100 casos, foram observadas lesões supratentoriais em 79 casos (79%) e lesões infratentoriais em 21 casos (21%). Isto corresponde ao estudo efectuado por Irfan A et al[9] em 386 casos, nos quais 77% eram lesões supratentoriais e 23% eram infratentoriais, e a outro estudo realizado por Alabedeen[10] em 192 casos, nos quais 76,6% eram lesões supratentoriais e 23,4% eram infratentoriais.

No presente estudo, a idade variou entre os 2 e os 80 anos. A incidência etária do nosso estudo corresponde ao estudo efectuado por Irfan A et al[9] em que a idade média foi de 33 anos e noutro estudo efectuado por Alabedeen Z et al[4] , a idade média foi de 34,1 anos. No presente estudo, a maioria dos casos (35%) encontrava-se no grupo etário dos 11 aos 30 anos, o que também corresponde à incidência etária máxima no estudo efectuado por Irfan A et al[9] , que foi na segunda e terceira décadas.

No presente estudo, dos 100 casos, 58 eram do sexo masculino e 42 do sexo feminino, com um rácio de homens para mulheres de 1,4:1, o que corresponde ao estudo efectuado por Irfan A et al[9] , em que o rácio de homens para mulheres era de 1,5:1, e por Mahmoud[5] , que referiu um rácio de homens para mulheres de 1,7:1.

No presente estudo, a cefaleia foi a apresentação clínica mais comum, observada em 46% dos casos, alteração do sensório em 24% dos casos, défice neurológico focal em 19% dos casos, convulsões em 15% dos casos e febre em 15% dos casos. O nosso estudo corresponde ao estudo realizado por Mahmoud[11] , no qual a cefaleia foi observada em 43% dos casos, o sensorium alterado em 21% dos casos, o défice neurológico focal em 14% dos casos e as convulsões em 11% dos casos.

Das 45 lesões hiperdensas, 35 eram supratentoriais e 10 eram infratentoriais. Treze lesões intra-axiais hiperdensas que apresentavam um valor de atenuação correspondente a sangue com edema perilesional e efeito de massa sob a forma de apagamento do ventrículo lateral e deslocamento da linha média eram hemorragias intracerebrais. Oito lesões extra-axiais com forma crescente tinham características de hemorragia subdural. A maioria dos doentes com hemorragia intracerebral era do grupo etário mais velho, sendo a hipertensão o fator de risco mais comum em

70% dos casos. Em 3% de todos os casos, a hemorragia relacionada com malformação arteriovenosa foi observada em jovens do sexo masculino. Estes resultados estão de acordo com um estudo efectuado por Chiewvit et al[12] em 131 casos de hemorragia não traumática, em que a hemorragia hipertensiva esteve presente em 59,5% dos casos e as malformações arteriovenosas foram observadas em 2,4% dos casos.

Em indivíduos mais velhos que eram casos conhecidos de carcinoma primário noutro local, foram observadas lesões isodensas (5 casos) ou ligeiramente hiperdensas (3 casos) que apresentavam realce em anel em 5 casos e realce homogéneo em 3 casos com edema maciço, pelo que se suspeitou de metástases para o cérebro. Foram observadas múltiplas lesões hiperdensas no estudo sem contraste em casos conhecidos de carcinoma renal, pelo que a metástase hemorrágica foi a primeira possibilidade. A incidência etária e os achados de TC no presente estudo correspondem aos de Deck et al.[13] realizados em 122 casos, em que a maioria das lesões (80%) eram supratentoriais, estavam presentes em grupos etários mais velhos e apareciam como lesões hiper/iso/hipodensas bem definidas na junção corticomedular, rodeadas por edema perilesional extenso. Os resultados da TC das lesões metastáticas no presente estudo também correspondem ao estudo efectuado por Pott DG, et al[14] em 343 casos, em que foram observadas múltiplas lesões iso a hiperdensas com edema maciço na maioria delas.

No presente estudo, o tuberculoma intracraniano foi o diagnóstico provável em 3 casos com lesões hiperdensas e 6 casos com lesões isodensas que se apresentavam com cefaleias e febre, cujo teste de Mantoux foi positivo. 6 casos mostraram um padrão de realce em anel, enquanto 3 casos mostraram realce nodular. O edema perilesional foi observado em 6 casos. 7 casos estavam localizados supratentorialmente, enquanto dois estavam localizados infratentorialmente. Não foi observada qualquer lesão calcificada. Estes achados correlacionam-se com um estudo efectuado sobre tuberculomas por Bhargava et al[17] em 25 casos, em que a maioria das lesões era supratentorial. Também no presente estudo, 80% das lesões eram supratentoriais. O presente estudo também corresponde ao estudo efectuado por Whelan MA, et al[18] que incluiu 80 casos em que as lesões eram isodensas ou hiperdensas e nenhuma era calcificada.

Cinco lesões extra-axiais hiperdensas apareceram como massas bem marginadas, homogéneas, de base dural, quatro localizadas supratentorialmente e uma no ângulo ponto-cerebelar, causando encurvamento da substância branca com elevada atenuação e forte realce pelo contraste. Foi observada calcificação em três casos (60% de todos os casos), edema perilesional em quatro casos (80% de todos os casos) e hiperostose em dois casos (40% de todos os casos), pelo que o diagnóstico provável foi de meningioma.

Estes resultados estão correlacionados com um estudo efectuado por Kendall B, et al[19] , no qual 90% das lesões eram hiperdensas e apresentavam um realce intenso. As características acima referidas dos meningiomas também correspondem ao estudo realizado por Amundsen et al[20] , no qual 72,2% das lesões eram hiperdensas, 93,7% apresentavam um forte realce homogéneo, tendo sido observada calcificação em 45%, edema perilesional em 80,9% e hiperostose em 23-44%.

Duas massas hiperdensas bem definidas, redondas a ovais, no terceiro ventrículo eram quistos colóides. Os quistos colóides aparecem como massas homogéneas, arredondadas e hiperdensas no forame de Monro, apresentando um realce mínimo pelo contraste. No presente estudo, as características da TC corresponderam bem às características descritas por Ganti et al.[21]

Uma lesão infratentorial hiperdensa com realce homogéneo, presente na linha média num homem de 11 anos, foi considerada um meduloblastoma. Koeller et al[22] afirmaram no seu estudo que os meduloblastomas são principalmente tumores da infância, aparecendo como lesões hiperdensas que empurram o quarto ventrículo anteriormente e rodeadas por líquido cefalorraquidiano com realce moderado. Zimmerman et al[23] relataram achados semelhantes no seu estudo sobre o meduloblastoma.

Um doente idoso imunocomprometido com uma massa hiperdensa com realce homogéneo envolvendo ambos os lobos frontais apresentava características de linfoma. Na TC, a lesão tinha tipicamente uma atenuação elevada e mostrava virtualmente realce após a administração de material de contraste. Os resultados do presente estudo correspondem aos de Jack Jr, et al[24] em 32 casos de linfomas intracranianos em que 63% das lesões eram hiperdensas e 100% apresentavam realce homogéneo.

Seis lesões supratentoriais hipodensas em adultos apresentavam margens mal definidas envolvendo a substância branca com realce heterogéneo em quatro casos e realce em anel em dois casos, mostrando efeito de massa e edema perilesional com áreas de hemorragia, parecendo casos prováveis de astrocitomas de alto grau. O aspeto morfológico da TC e o padrão de realce acima referidos são paralelos às características observadas por Rees et al.[25] Dois casos que se apresentaram com cefaleias tinham lesões hipodensas bem definidas, uma das quais com realce ligeiro e a outra sem realce, o que os coloca como prováveis casos de astrocitomas de baixo grau. T Chang, et al[26] no seu estudo de 56 casos de gliomas supratentoriais afirmaram o mesmo que os gliomas de baixo grau aparecem como massas hipodensas bem definidas com pouco ou nenhum realce e os gliomas de alto grau aparecem como massas mal definidas com um anel ou realce heterogéneo.

Dois casos em crianças apresentaram uma lesão hipodensa infratentorial com realce do bordo e um nódulo mural com realce sólido. Estas características eram provavelmente devidas a astrocitoma pilocítico. Koeller et al[27] mostraram achados semelhantes no seu estudo, no qual os astrocitomas pilocíticos apareciam como massas hipodensas homogéneas com um nódulo mural de realce isodenso. Foi observada uma quarta lesão intraventricular isodensa numa criança do sexo masculino com realce homogéneo, o que constituiu um caso provável de ependimoma. Estas características estavam de acordo com o estudo efectuado por Swartz et al[28] , em que foram observadas lesões isodensas com realce em 80%.

Quatro lesões foram observadas na região selar e parasselar. Duas lesões selares foram observadas em mulheres adultas com efeito de massa como compressão da glândula pituitária e estendendo-se na região suprasselar com aparência de figura de oito em uma delas. Apresentavam provavelmente características de macroadenoma hipofisário, semelhante ao descrito por Daniel et al.[29] Foram observadas duas lesões hipodensas com calcificação e realce do bordo, causando um alargamento da Sela, pelo que o craniofaringioma foi a causa provável. Estas características eram semelhantes às descritas por Harwood.[30]

Três lesões hipodensas supratentoriais, com localização frontal, calcificação e realce heterogéneo e erosão calvarial, tinham características semelhantes a oligodendrogliomas. Não foi observado qualquer quisto ou hemorragia associados. As características da TC no presente estudo correspondem ao estudo efectuado por Lee et al[31] em que 61% dos gliomas tinham localização frontal, 55,5% eram hipodensos, 44,4% apresentavam realce pelo contraste, 38,9% apresentavam calcificação, apenas 22,2% tinham quistos associados e 19,4% tinham hemorragia.

Foram observadas duas lesões infratentoriais hipodensas, com realce homogéneo, no ângulo ponto-cerebeloso, causando um alargamento do meato auditivo interno, pelo que o diagnóstico mais provável foi o de schwannoma. As lesões eram bem definidas, encapsuladas, afetando o nervo vestibulococlear. Naidich et al[32] em seu estudo sobre schwannomas apresentaram características semelhantes.

Sete casos que apresentavam convulsões tinham lesões com realce em anel com foco hiperdenso sugestivo de escólex com edema perilesional eram de neurocisticercose. Cinco casos do grupo etário adulto apresentavam lesões calcificadas e convulsões, pelo que a neurocisticercose calcificada de estádio IV era a possibilidade mais comum. No presente estudo, a maioria das lesões era múltipla e tinha aspeto semelhante ao observado por Carbajal et al[33] no seu estudo de 232 casos de neurocisticercose.

Seis casos com lesões com realce anelar apresentavam febre e alteração do sensório, pelo que se colocou a hipótese de abcesso cerebral, correlacionando-os com os achados clínico-bioquímicos. Na TC, apresentavam-se como uma massa hipodensa bem definida com paredes mediais finas, forte realce pelo contraste e edema perilesional. As características da TC acima mencionadas eram consistentes com as características do abcesso cerebral observadas por Kaufmann et al.[34] No entanto, podem ser confundidas com metástases, infeção granulomatosa e gliomas, pelo que a correlação clínica é importante.

A tomografia computorizada (TC) é o meio mais sensível de deteção destas calcificações. O objetivo deste estudo foi a avaliação das calcificações intracranianas fisiológicas e patológicas em todos os grupos etários.

A tomografia computorizada (TC) é muito sensível para a deteção e localização de calcificações intracranianas. A calcificação intracraniana é visualizada 9 a 15 vezes mais frequentemente com a tomografia computorizada (TC) do que com a radiografia simples do crânio.[35] Vários factores, incluindo a espessura do corte, a largura e o nível da janela, podem afetar a detetabilidade da calcificação na TC

Uma lesão hipodensa com atenuação da gordura e calcificação foi observada na linha média, com características semelhantes às do dermoide descrito por Lunardi et al.[36] Outra lesão bem delimitada, irregular, com densidade liquórica no ângulo ponto-cerebelar tinha características semelhantes às do cisto epidermoide. Essas características correspondem às observadas por Davis et al.[37]
Duas lesões hipodensas extra-axiais sem realce observadas na região temporal, uma delas causando remodelação óssea, tinham características semelhantes às dos quistos aracnóides que correspondem às características observadas por Kollias et al[38] que afirmaram que os quistos aracnóides constituem 1% de todas as lesões que ocupam espaço, aparecendo como uma massa extra-axial regular bem definida de densidade liquórica, sem realce pelo contraste e que não comunica com o espaço aracnoide.

Foi observado um caso de malformação de Dandy Walker numa menina de 2 anos de idade com aumento da cabeça e da fossa posterior com hidrocefalia, disgenesia cerebelar e hipoplasia vermiana. Estes achados coincidem com o estudo efectuado por Hirsch JF et al.[39]

Uma criança do sexo masculino apresentava convulsões e manifestações cutâneas nas quais se observavam tubérculos calcificados. Isto corresponde ao estudo efectuado por Altman NR[40] em 26 doentes com esclerose tuberosa, que mostrou que 88% das lesões eram calcificadas.

As calcificações intracranianas podem não ter qualquer importância clínica ou podem ser achados críticos para o diagnóstico da patologia subjacente. As calcificações fisiológicas intracranianas não são acompanhadas de qualquer evidência de doença e não têm uma causa patológica demonstrável.[41] São frequentemente devidas à deposição de cálcio e, por vezes, de ferro nos vasos sanguíneos de diferentes estruturas do cérebro.

Assim, é de realçar que várias condições patológicas que envolvem o cérebro estão associadas a calcificações e o reconhecimento do seu aspeto e distribuição por tomografia computorizada (TC) ajuda a estreitar o diagnóstico diferencial. O conhecimento das calcificações fisiológicas no parênquima cerebral é essencial para evitar interpretações erróneas.

1 Os quistos aracnóides são lesões benignas e assintomáticas relativamente comuns que ocorrem em associação com o sistema nervoso central, tanto no compartimento intracraniano (mais comum) como no canal espinal. Localizam-se geralmente no espaço subaracnoideu e contêm LCR.

Na imagiologia, caracterizam-se como quistos bem circunscritos, com uma parede impercetível, deslocando estruturas adjacentes e seguindo o padrão do LCR (hipodensos na TC e hiperintensos em T2 com supressão de FLAIR na RM). Podem também ter um efeito de remodelação no osso adjacente.

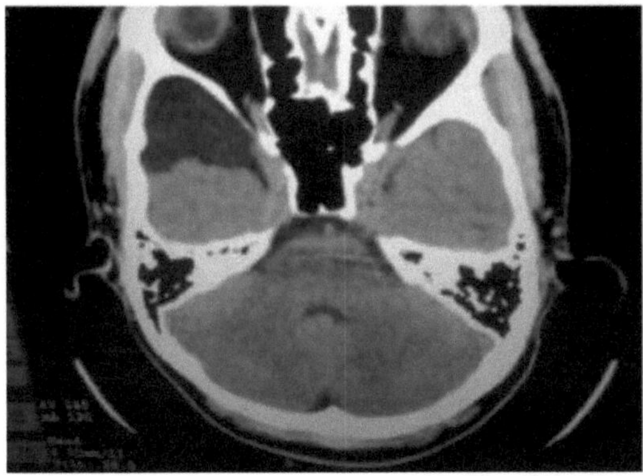

Figura 1. Imagem axial de TCNC do cérebro mostrando uma lesão hipodensa extra-axial bem definida com densidade liquórica na região temporal direita - cisto aracnoide

2 Os quistos coloidais do terceiro ventrículo são quistos epiteliais benignos com características imagiológicas. Embora geralmente assintomáticos, podem raramente apresentar-se com hidrocefalia aguda e profunda.

Classicamente, estes quistos são identificados como massas hiperatenuadas bem delimitadas na TC sem contraste, ligadas à porção ântero-superior do terceiro ventrículo. Na RM, são geralmente hiperintensas em T1 e isointensas ao cérebro em imagens ponderadas em T2. Em alguns casos, pode estar presente realce periférico.

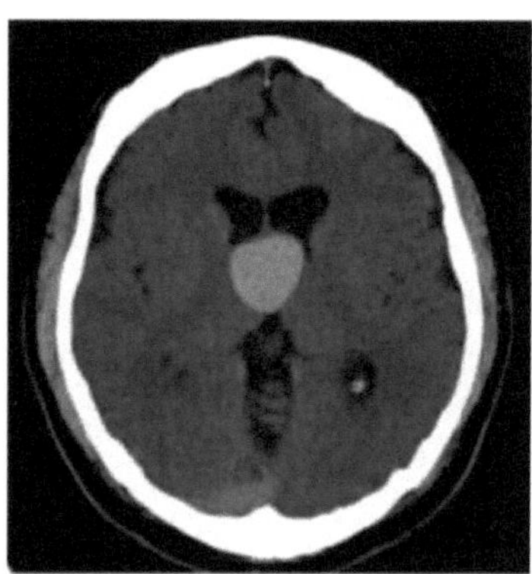

Figura 2 a Imagem axial de TCNC do cérebro de uma mulher de 36 anos que se apresenta com cefaleias, mostrando uma lesão hiperdensa perto do quisto coloidal do terceiro ventrículo.

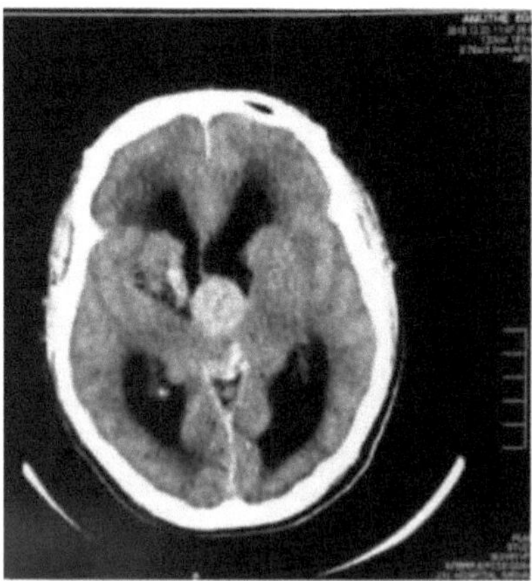

Figura 2 b Imagem axial de TCNC do cérebro de um homem de 60 anos que se apresenta com cefaleias, mostrando uma lesão hiperdensa perto do terceiro ventrículo com hidrocefalia obstrutiva s/um quisto coloide.

3. Os quistos epidermóides intracranianos são lesões congénitas relativamente comuns que representam cerca de 1% de todos os tumores intracranianos. Resultam da inclusão de elementos ectodérmicos durante o encerramento do tubo neural e, tipicamente, apresentam-se na meia-idade devido ao efeito de massa nas estruturas adjacentes. O seu conteúdo, derivado de células epiteliais descamadas, imita o LCR na TC e na RM, com exceção da DWI que demonstra uma difusão restrita. O tratamento é cirúrgico e o prognóstico é bom.

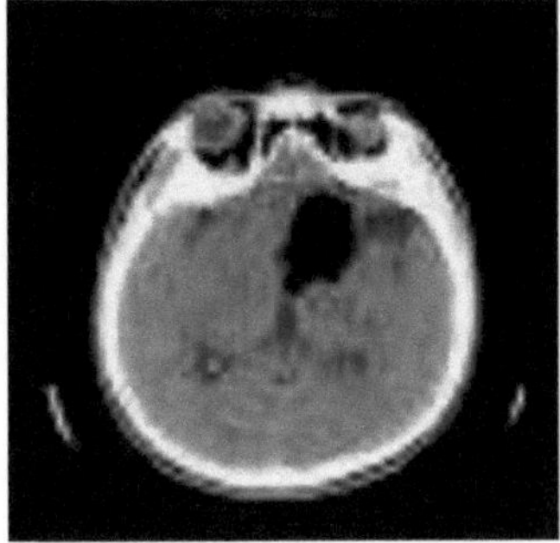

Fig-3 Imagem axial de TCNC do cérebro mostrando uma lesão hipodensa bem definida... cisto epidermoide.

4. a esquizencefalia é uma malformação cortical rara que se manifesta como uma fenda revestida de substância cinzenta que se estende do epêndima à pia-máter. A esquizencefalia pode por vezes ser bilateral e divide-se em dois tipos morfológicos:

- **lábio aberto**
  - o as paredes da fenda são separadas e preenchidas com LCR
  - o forma mais comum em casos bilaterais
- **lábio fechado**
  - o as paredes da fenda estão em aposição
  - o forma mais comum em casos unilaterais

Na maioria das vezes, a fenda envolve os lobos frontais ou parietais posteriores (70%) e, embora as fendas grandes possam estender-se para envolver os lobos temporais ou occipitais, o envolvimento isolado destes lobos é pouco frequente.

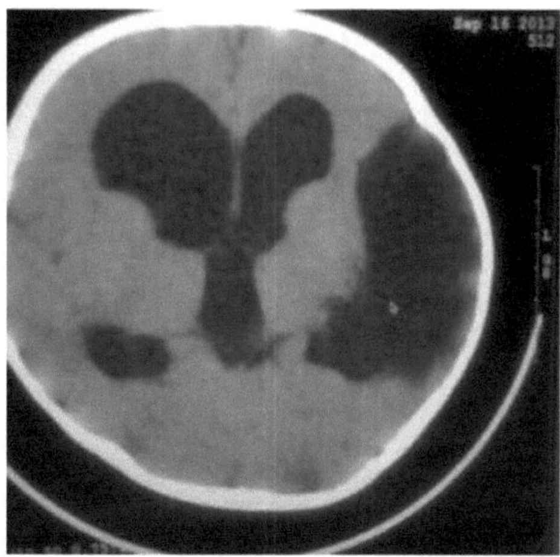

Fig 4 - Imagem axial de TC do cérebro mostrando esquizencefalia labial fechada no lobo fronto-temporal esquerdo.

5. **A porencefalia** é uma doença congénita rara que resulta em degeneração quística e encefalomalácia e na formação de **quistos porencefálicos**. O termo é utilizado de forma variável entre os radiologistas, sendo a sua definição mais ampla uma fenda ou cavidade quística no cérebro e a sua definição mais restrita uma área quística focal de encefalomalácia que comunica com o sistema ventricular e/ou o espaço subaracnoide.

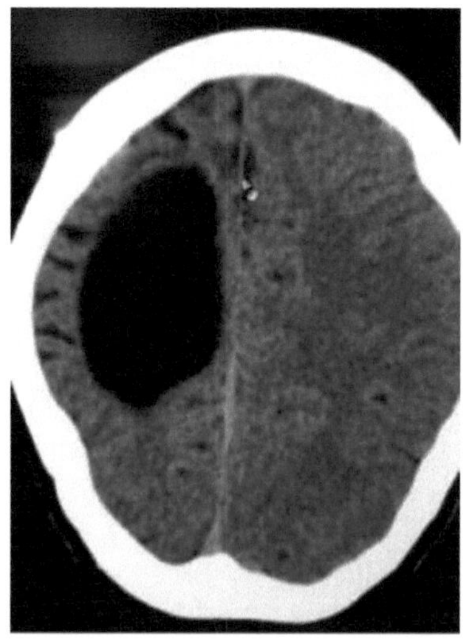

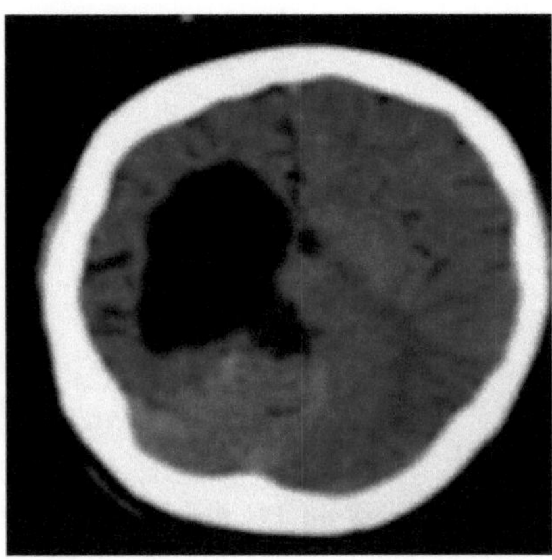

Fig 5a e b - Imagem cerebral axial NECT que mostra um quisto na região frontoparietal direita que comunica com o ventrículo e é revestido por substância branca s/o quisto porencefálico.

6. **As granulações aracnóides**, também conhecidas como **granulações pacchionianas**, são projecções da membrana aracnoide (vilosidades) nos seios durais que permitem a entrada do LCR do espaço subaracnoide para o sistema venoso.

Ocorrem mais frequentemente numa localização parassagital, sendo os seios transverso e sagital superior as localizações mais comuns. As granulações ocorrem tipicamente junto à entrada de uma veia cortical de drenagem superficial num seio (semelhante aos divertículos do cólon que ocorrem junto a vasos penetrantes). Aumentam em tamanho e número com a idade e são observadas em aproximadamente dois terços dos doentes.

São mais frequentemente encontradas na prática radiológica como lucências osteolíticas incidentais, de aparência indolente e nitidamente circunscritas, em TC ou radiografias do crânio, ou como um defeito de enchimento nos seios venosos durais, que pode ser confundido com trombose venosa dural.

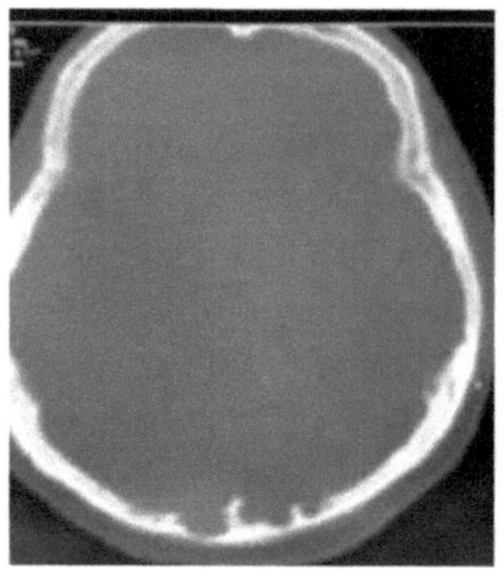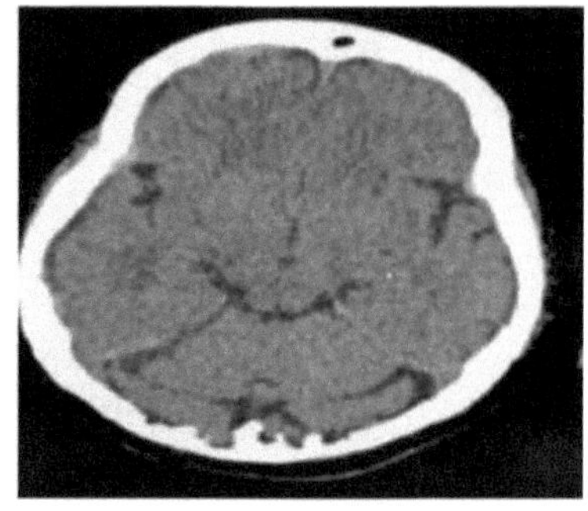

Fig: 6 (a,b) - Imagens cerebrais axiais de TC NE que mostram lesões osteolíticas no osso occipital devido a granulações aracnóides intra-ósseas proeminentes ou granulações foveolares.

7. **A síndrome de Fahr**, também conhecida como
como **calcinose estriatopalidodentada bilateral**, caracteriza-se por uma deposição anormal de cálcio vascular, particularmente nos gânglios basais, nos núcleos denteados cerebelares e na substância branca, com subsequente atrofia.

Pode ser primária (normalmente autossómica dominante) ou secundária a um grande número de doenças subjacentes ou perturbações metabólicas.

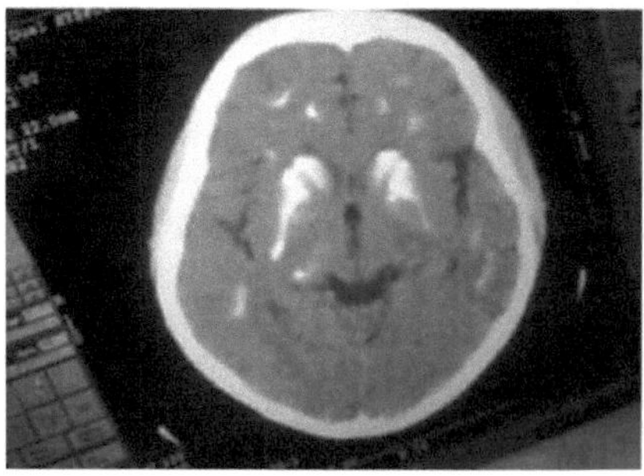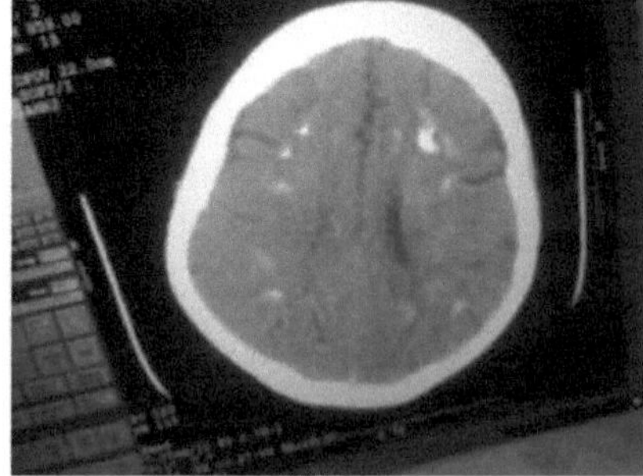

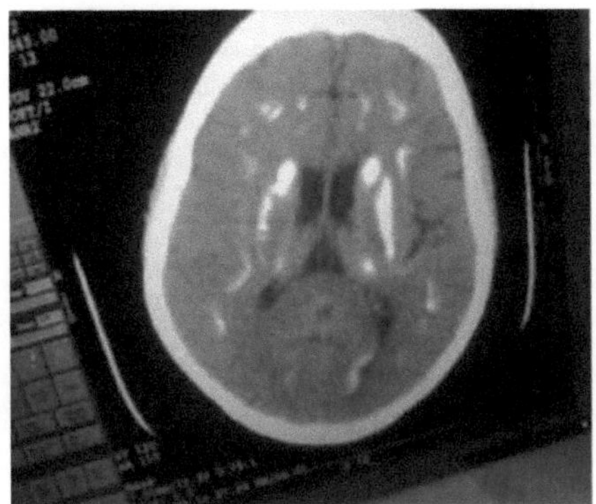

Figura 7 (a,b,c) Imagens axiais de TCNC do cérebro mostrando uma doença de Fahr com calcificação múltipla

8. **Os granulomas tuberculosos intracranianos** (também conhecidos como **tuberculomas do SNC**) são comuns em áreas endémicas e podem ocorrer isoladamente ou em conjunto com a meningite tuberculosa.
Na TC, os tuberculomas podem aparecer como um nódulo redondo ou lobulado com edema moderado a acentuado. O realce sólido ou anelar é típico após o contraste. Está descrito um foco central de calcificação com um anel de realce periférico (o "sinal do alvo"), mas não é específico da tuberculose [7]. Quando a calcificação está presente (minoria dos casos), tende a ser maior do que a calcificação observada na neurocisticercose.

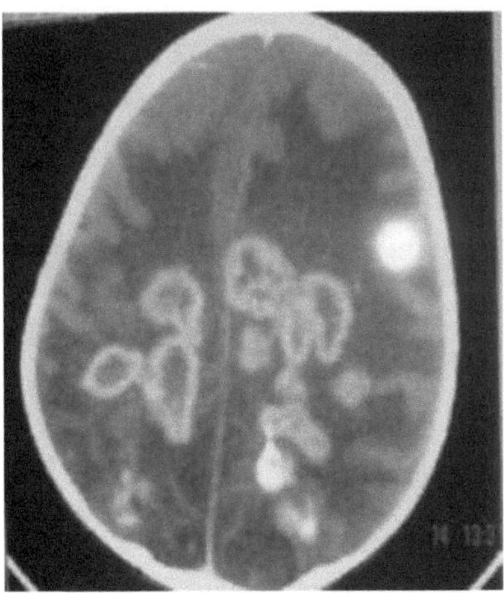

Figura 8a. Imagem cerebral axial CECT mostrando múltiplas lesões com realce anelar em ambos os lobos cerebrais com ....tuberculomas com edema perilesional.

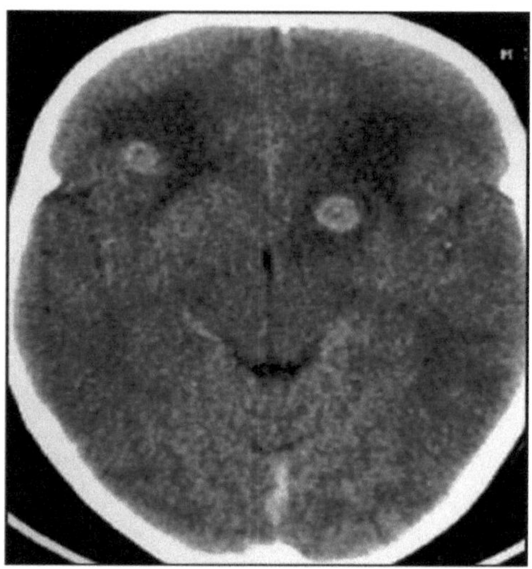

Figura 8b. Imagem axial CECT do cérebro de um caso conhecido de tuberculose mostrando lesões com realce anelar com edema perilesional marcado com H/O TUBERCULOSE S/O tuberculoma.

9. As infecções TORCH são um grupo de infecções adquiridas congenitamente que causam morbilidade e mortalidade significativas nos recém-nascidos. Estas infecções são adquiridas pela mãe e transmitidas por via transplacentária ou durante o processo de nascimento. Embora cada infeção seja distinta, existem muitas semelhanças na forma como estas infecções se apresentam. É importante considerar as infecções TORCH sempre que um recém-nascido se apresenta com restrição do crescimento intrauterino (RCIU), microcefalia, calcificações intracranianas, conjuntivite, perda de audição, erupção cutânea, hepatoesplenomegalia ou trombocitopenia.

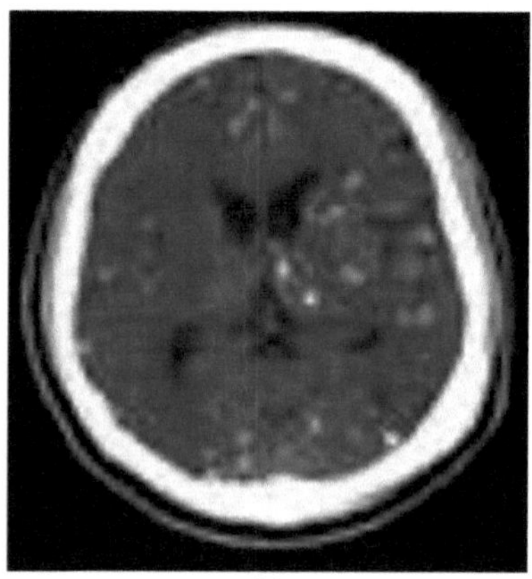

Figura 9a Imagem Axial CECT do cérebro de um bebé de 6 meses e meio com antecedentes de mãe TORCH positiva, mostrando uma pequena calcificação no parênquima cerebral.

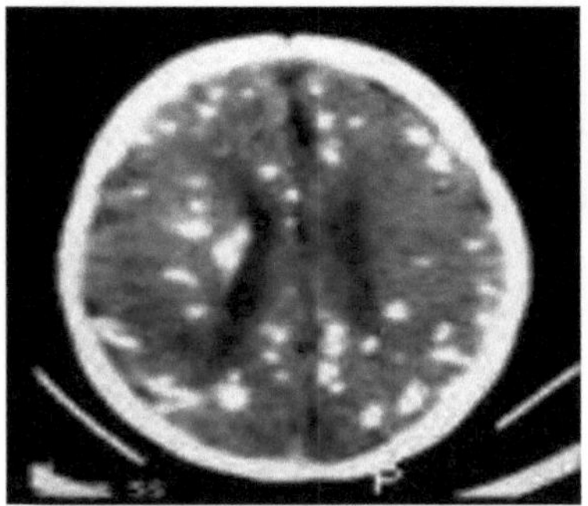

Figura 9b Imagem Axial CECT do cérebro de um bebé de 2 meses com antecedentes de mãe positiva para toxoplasma, nascido aos 7 meses de gravidez, mostrando múltiplas calcificações no parênquima cerebral.

10. **A neurocisticercose (NCC)** é causada pela infeção do SNC pela ténia *Taenia solium*, que é endémica na maioria dos países de baixos rendimentos onde são criados suínos. Esta forma de cisticercose é uma causa importante de convulsões em áreas endémicas.

Existem quatro fases principais (também conhecidas como fases patológicas de Escobar):

1. **Vesicular:** parasita viável com membrana intacta e, por conseguinte, sem reação do hospedeiro.
2. **Vesicular coloidal:** o parasita morre dentro de 4-5 anos[1] sem tratamento, ou mais cedo com tratamento, e o fluido do quisto torna-se turvo. À medida que a membrana se torna permeável, o edema envolve o quisto. Esta é a fase mais sintomática.
3. **Granular nodular:** o edema diminui à medida que o quisto se retrai mais; o realce persiste.
4. **Nodular calcificado:** remanescente de quisto calcificado quiescente em fase terminal; sem edema.

A infeção pode ser intra e extra axial. As localizações mais comuns são

- espaço subaracnoideu sobre os hemisférios cerebrais (pode ser muito grande):

localização mais comum

- parênquima: segunda localização mais comum, frequentemente observada perto da junção da substância cinzenta com a substância branca
- cisternas basais

o pode ser "semelhante a uma uva" (racemosa): a maioria não tem um escólex identificável

- ventrículos

o cistos geralmente solitários

o 4th ventrículo mais frequente

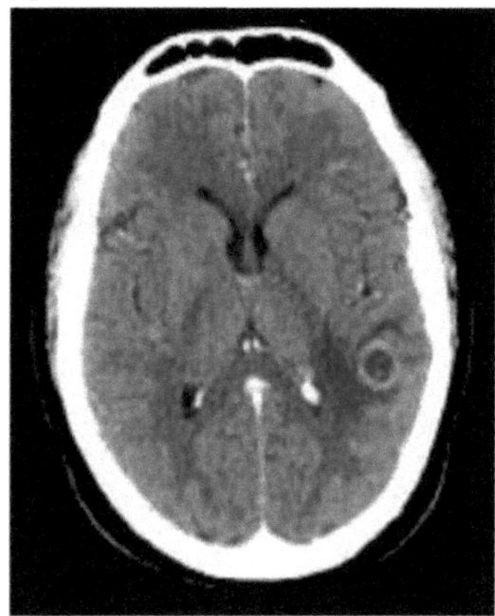

Fig 10b - Imagem axial de TC do cérebro de um rapaz de 17 anos que mostra uma lesão com realce anelar na região temporoparietal, com uma pequena hipodensidade central que representa provavelmente um escólex de neurocisticercose.

11. **As malformações arteriovenosas cerebrais (MAVC)**, também conhecidas como **MAV cerebrais clássicas**, são uma forma comum de malformação vascular cerebral e são compostas por um nidus de vasos através dos quais ocorre uma derivação arteriovenosa.

As MAVs cerebrais podem ser divididas em dois tipos

- **nidus compacto (ou glomerular):** vasos anormais sem qualquer tecido cerebral normal interposto
- **nidus difuso (ou proliferativo):** não existe um nidus bem formado, com tecido neuronal funcional intercalado entre os vasos anómalos.

o quando uma drenagem venosa precoce está ausente, esta é considerada uma entidade diferente, "angiopatia proliferativa cerebral"

- O diagnóstico pode ser difícil em TC sem contraste. O nidus tem densidade sanguínea e, por isso, é normalmente um pouco hiperdenso em comparação com o cérebro adjacente. Podem ser observadas veias de drenagem dilatadas. Embora possam ser muito grandes, não causam qualquer efeito de massa, exceto se sangrarem.

- Após a administração de contraste, e especialmente com a angio-TC, o diagnóstico é normalmente evidente, com as artérias de alimentação, as veias de drenagem e os nidus intervenientes visíveis no chamado aspeto de "saco de vermes". A anatomia exacta dos vasos de alimentação e das veias de drenagem pode ser difícil de delinear, pelo que a angiografia continua a ser necessária.

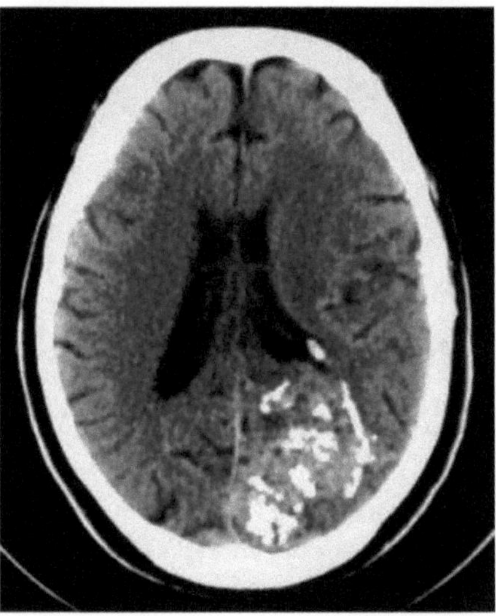

Figura 11 Imagem cerebral axial CECT mostrando malformação arteriovenosa occipital esquerda com múltiplos flebólitos calcificados com hiperdensidade circundante

12. O glioma múltiplo é uma entidade bem reconhecida mas pouco frequente. São agrupados em duas categorias: gliomas multifocais e multicêntricos. Os gliomas multifocais crescem por disseminação ao longo de uma via estabelecida, espalhando-se através de vias comissurais, canais do LCR ou do sangue, ou por extensão local através da formação de satélites; no extremo oposto do espetro, os gliomas multicêntricos são lesões amplamente separadas cuja presença simultânea

não pode ser atribuída a nenhuma das vias acima referidas

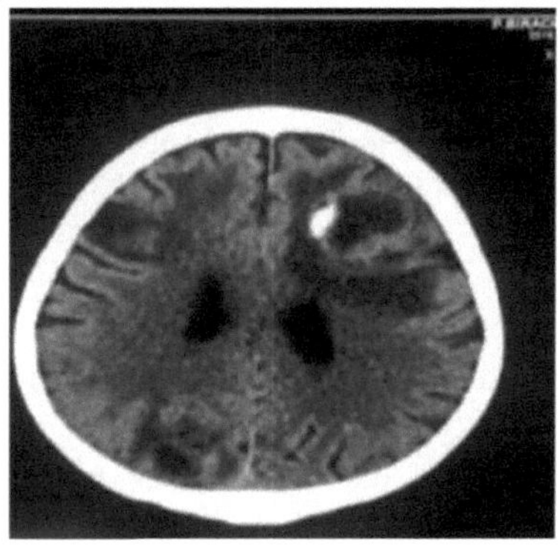

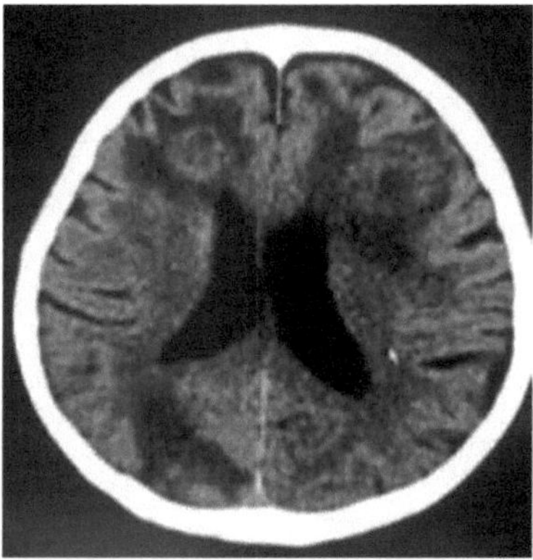

Fig. 12 - Imagens cerebrais NECT axiais que mostram lesões multifocais arredondadas de parede espessa com hipodensidade central e edema vasogénico circundante, juntamente com uma hemorragia tumoral na região frontal esquerda

....

13. Estima-se que **as metástases cerebrais** representem aproximadamente 25-50% dos tumores intracranianos. Embora se pense frequentemente que as metástases cerebrais são múltiplas, ~50% são aparentemente solitárias no momento do diagnóstico e, numa minoria de casos, não existe qualquer malignidade conhecida ou identificável. Ocorrem frequentemente na junção da substância cinzenta e branca ou nas áreas das bacias arteriais.

Sabe-se que certos tumores malignos são mais susceptíveis à hemorragia e é importante recordar esta caraterística quando se sugere o diagnóstico. As metástases com hemorragia incluem o melanoma, o carcinoma de células renais, o coriocarcinoma, o cancro da tiroide, o cancro do pulmão e o cancro da mama.

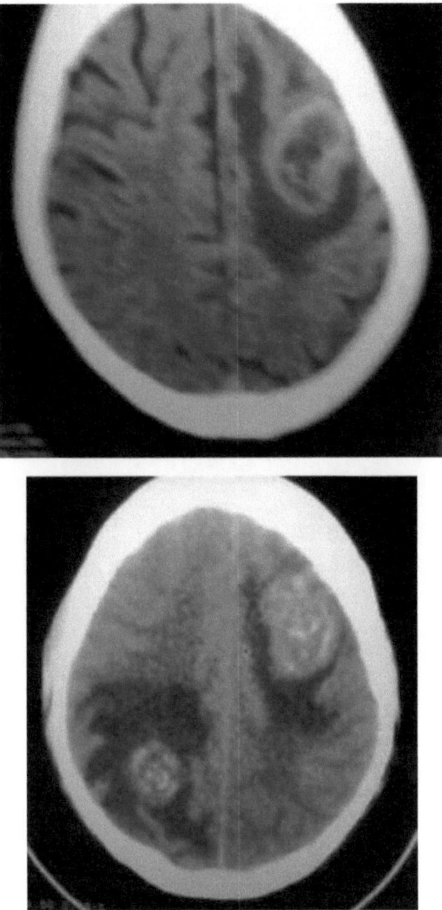

Figura 13: (a, b) Imagens axiais de TCNC e CECT do cérebro mostrando lesões isodensas irregulares com realce anelar e edema marcado .... de metástases cerebrais num caso conhecido de carcinoma da mama .

14. **Os meduloblastomas** são o tumor cerebral maligno mais comum da infância. Apresentam-se mais frequentemente como massas na linha média no teto do 4º ventrículo com efeito de massa associado e hidrocefalia. Na TC, os meduloblastomas aparecem como uma massa que surge do vermis, resultando no apagamento do quarto ventrículo / cisternas basais e hidrocefalia obstrutiva.

São geralmente hiperdensos (90%) e a formação de quistos/necrose é comum (40-50%), especialmente em doentes mais velhos. A calcificação é observada em 10-20% dos casos.

O realce está presente em mais de 90% dos casos e é geralmente proeminente

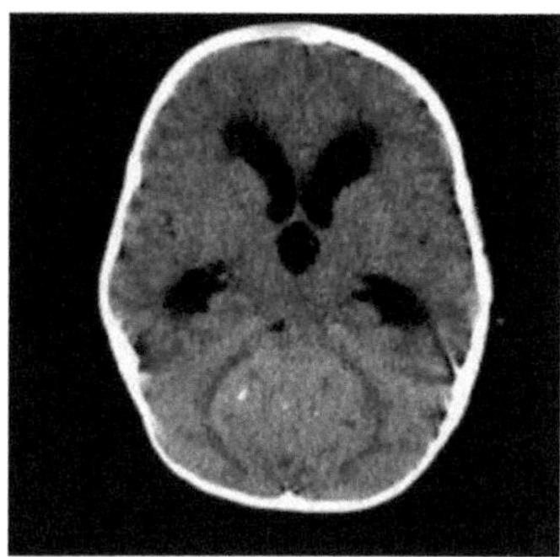

Fig - FIG-14 Imagem axial de TC do cérebro mostrando uma massa hiperdensa na fossa posterior que dá origem a hidrocefalia .... obstrutivaMedulloblastoma

15. Um meningioma é um tumor que surge das meninges - as membranas que envolvem o cérebro e a medula espinal. Embora não seja tecnicamente um tumor cerebral, está incluído nesta categoria porque pode comprimir ou apertar o cérebro, os nervos e os vasos adjacentes. O meningioma é o tipo mais comum de tumor que se forma na cabeça.

A maioria dos meningiomas cresce muito lentamente, muitas vezes ao longo de muitos anos, sem causar sintomas. Mas, nalguns casos, os seus efeitos no tecido cerebral adjacente, nos nervos ou nos vasos podem causar incapacidade grave.

Os meningiomas ocorrem mais frequentemente em mulheres e são muitas vezes descobertos em idades mais avançadas, mas um meningioma pode ocorrer em qualquer idade.

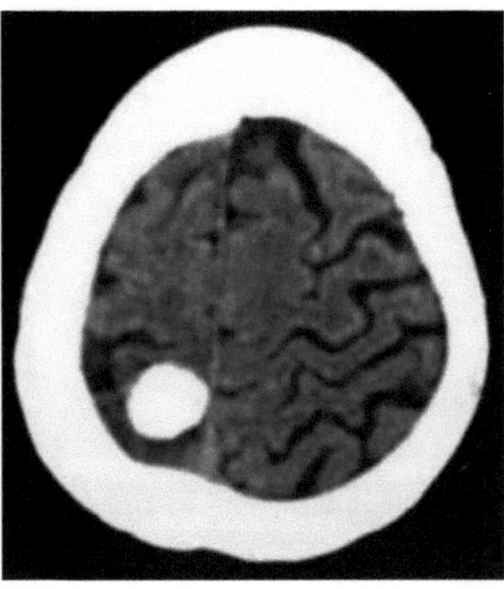

Fig. 15 - Imagem axial de TC do cérebro mostrando um meningioma calcificado no lobo parietal direito.

16. **Os xantoastrocitomas pleomórficos (PXA)** são um tipo de astrocitoma raro, de baixo grau (grau II da OMS), encontrado em doentes jovens que normalmente apresentam epilepsia do lobo temporal.

Normalmente, apresentam-se como tumores corticais com um componente quístico e um realce intenso pelo contraste. Podem estar presentes características de crescimento lento, tais como a ausência de edema circundante e de recorte do osso sobrejacente. Pode ser encontrado um envolvimento dural reativo expresso por um sinal de cauda dural. As calcificações são raras.

Os xantoastrocitomas pleomórficos têm quase invariavelmente (98%) uma localização supratentorial, tipicamente localizada superficialmente (perifericamente) junto às leptomeninges, envolvendo o córtex e as leptomeninges sobrejacentes, mas o envolvimento dural efetivo é raro. Cerca de metade das lesões localizam-se no lobo temporal, sendo as restantes mais comuns nos lobos frontal e parietal. Os xantoastrocitomas pleomórficos são tipicamente hipodensos ou isodensos e podem ser bem ou mal demarcados, normalmente com pouco ou nenhum edema circundante. A calcificação é rara. Devido à sua localização superficial, pode causar recortes no osso sobrejacente.

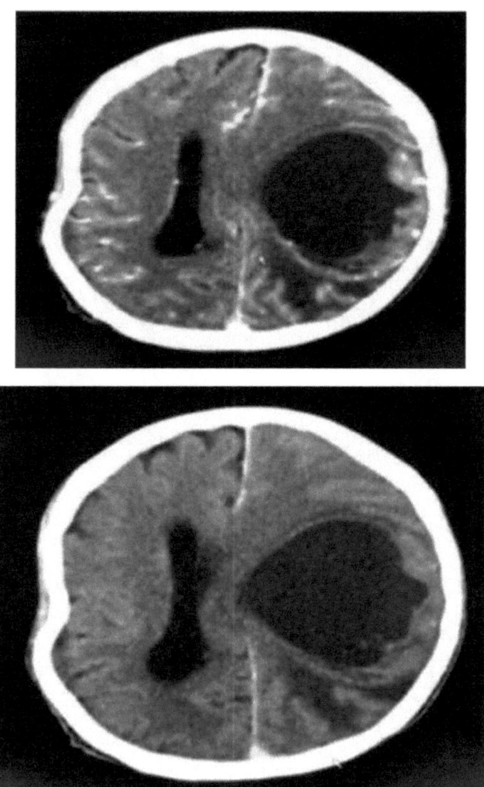

Fig 16 - Imagem axial de TC do cérebro mostrando uma lesão hipodensa bem definida com um nódulo mural e um edema perilesional mínimo circundante. No estudo de contraste, o nódulo mural está realçado como **xantoastrocitoma pleomórfico** associado a uma fratura antiga e deprimida no osso parietal direito.

17. **Os linfomas primários do SNC (LPSNC)** são tumores relativamente pouco frequentes, representando 2,5% de todos os tumores cerebrais. Por definição, não existe doença sistémica coexistente no momento do diagnóstico, o que o distingue do envolvimento do SNC por linfoma sistémico (linfoma secundário do SNC).

O PCNSL apresenta-se como lesões solitárias (60-70%) ou múltiplas (30-40%) com uma predileção pela substância branca periventricular, embora também possam surgir no córtex ou na substância cinzenta profunda, sendo esta última mais comum em lesões de baixo grau. Encontram-se mais frequentemente no cérebro supratentorial (~70%).

Achado de TC

- a maioria das lesões são hiperatenuantes (70%)
- mostra melhoria
- a hemorragia é muito pouco frequente
- as lesões são frequentemente múltiplas nos doentes com VIH/SIDA

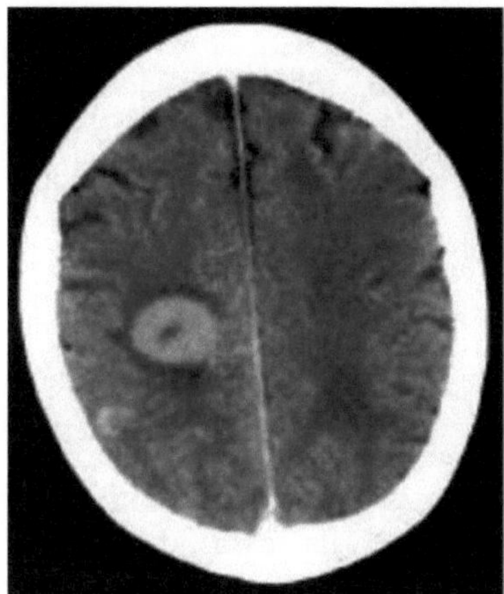

Fig 17 Imagem axial do cérebro em CECT mostrando uma lesão hiperdensa bem definida no centro semioval direito com edema primário ferilesional mínimo
Linfoma do SNC

18) **Os adenomas da hipófise** são tumores primários que ocorrem na glândula pituitária e são uma das neoplasias intracranianas mais comuns.

Consoante a sua dimensão, classificam-se em geral em:

- microadenoma hipofisário: menos de 10 mm de tamanho
- macroadenoma hipofisário: maior que 10 mm de tamanho

Representam aproximadamente 10% de todas as neoplasias intracranianas e 30-50% de todas as massas da região pituitária.

Os macroadenomas hipofisários são aproximadamente duas vezes mais comuns do que os microadenomas .

Os macroadenomas hipofisários são, por definição, massas com mais de 10 mm que se originam na glândula pituitária e que se estendem geralmente para cima. A indentação no diafragma das selas pode dar uma configuração de boneco de neve ou de figura oito.

TC

 A atenuação sem contraste pode variar consoante os componentes hemorrágicos, quísticos e necróticos. Os adenomas sólidos, sem hemorragia, têm tipicamente uma atenuação semelhante à do cérebro (30-40 UH) e demonstram um realce moderado pelo contraste; menos acentuado do que o que se vê tipicamente nos meningiomas. A calcificação é rara.

 Um microadenoma hipofisário está confinado à sela e, como tal, não tem a capacidade de produzir sintomas devido ao efeito de massa. Como tal, são mais frequentemente diagnosticados como resultado da investigação de um desequilíbrio hormonal (normalmente produção excessiva de uma ou mais hormonas). Raramente podem ser um achado acidental, no entanto, devido à sua própria natureza, os microadenomas são difíceis de identificar em qualquer outro exame que não a imagiologia hipofisária específica.

Radiografia simples e TAC

 Historicamente, antes do advento da RM, a hipófise era visualizada através de radiografias laterais do crânio (procurando a remodelação da fossa pituitária) e, mais tarde, através de TC. Embora a TC fosse capaz de detetar até 80-90% dos microadenomas com dimensões entre 510 mm, era altamente dependente da técnica e do radiologista, e tinha dificuldade em identificar nódulos mais pequenos.

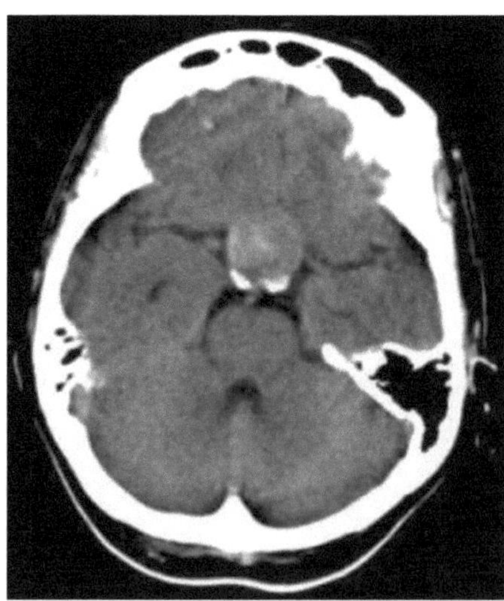

Fig. 18 - Imagem axial de TC do cérebro mostrando uma massa hipofisária com realce irregular s/ hemorragia num adenoma hipofisário.

19. Os oligodendrogliomas são tumores intracranianos que representam 5-25% de todos os gliomas e 5-10% de todas as neoplasias intracranianas primárias.

Na imagiologia, os oligodendrogliomas apresentam-se normalmente como massas que envolvem o córtex ou a substância branca subcortical. A grande maioria dos oligodendrogliomas surge nos hemisférios cerebrais, sendo o tronco cerebral, o cerebelo e a espinal medula muito pouco frequentes.

TC sem contraste

Os tumores são de densidade mista (hipodensa a isodensa). As áreas de elevada atenuação no interior do tumor são provavelmente devidas a calcificação (70-90% dos oligodendrogliomas são calcificados) ou, menos frequentemente, a hemorragia. A calcificação pode estar localizada centralmente, perifericamente ou pode ser em forma de fita. O crânio sobrejacente pode apresentar remodelação por pressão.

TC pós-contraste

Aproximadamente 50% dos oligodendrogliomas apresentam realce: o grau de realce é extremamente variável, indo desde a ausência de realce até ao realce marcadamente vívido.

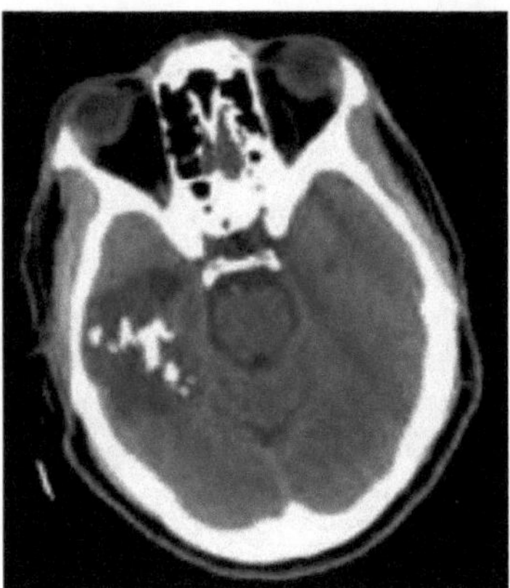

Fig 19 - Imagem axial NECT do cérebro de um homem de 41 anos de idade com fraqueza do lado esquerdo, mostrando uma lesão atenuante mista com calcificação no lobo temporal direito, as imagens pós-contraste mostram um realce mínimo s/o olidogandroglioma.

20. **Os ependimomas** representam um grupo relativamente vasto de tumores gliais que surgem mais frequentemente do revestimento dos ventrículos do cérebro ou do canal central da medula espinal. Representam ~5% de todas as neoplasias

neuroepiteliais, ~10% de todos os tumores cerebrais pediátricos e até 33% dos tumores cerebrais que ocorrem em pessoas com menos de 3 anos de idade.

Os ependimomas podem ocorrer em qualquer local, mas certas localizações são mais típicas. A distribuição geral é

- fossa posterior: 60%
- ependimoma supratentorial: 30%
- medula espinhal/canal: 10%

TC

Cérebro

- calcificação grosseira é comum (50%)
- zonas císticas (50%)
- componente sólido iso a hipodenso
- realce heterogéneo
- hemorragia variável

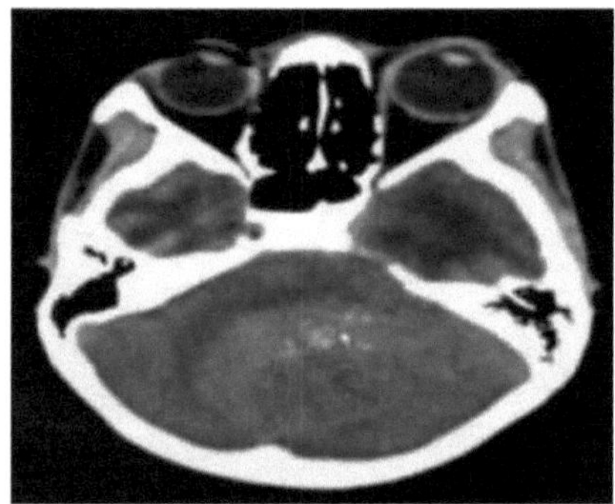

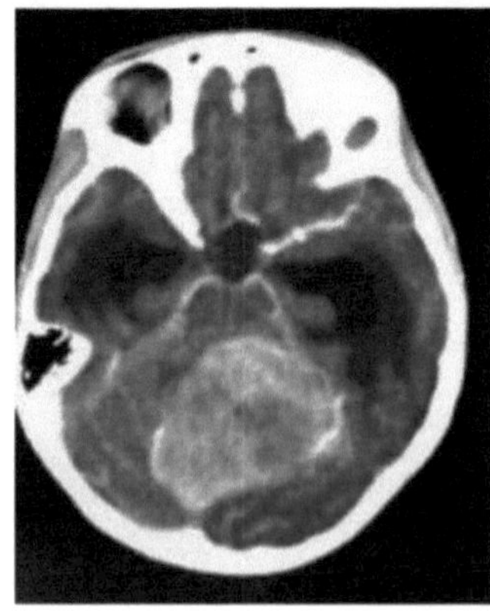

Fig 20a e b - Imagem axial NECT do cérebro mostrando uma lesão sólida isodensa com calcificação grosseira na NECT (a), na CECT (b) mostrando realce heterogéneo da lesão s/o Ependimoma.

1. **A hemorragia subaracnoideia (HSA)** é uma hemorragia no espaço subaracnoideu - a área entre a membrana aracnoideia e a pia-máter que rodeia o cérebro. Os sintomas da HSA incluem uma forte dor de cabeça de início rápido ("dor de cabeça em trovoada"), vómitos, confusão ou diminuição do nível de consciência e, por vezes, convulsões. A rigidez ou dor no pescoço também são relativamente comuns.

A HSA pode ocorrer espontaneamente, normalmente devido a uma rutura de um aneurisma cerebral, ou pode resultar de um traumatismo craniano. Em geral, o diagnóstico pode ser determinado por uma tomografia computorizada da cabeça, se for efectuada nas seis horas seguintes. Ocasionalmente, é também necessária uma punção lombar. Após a confirmação da hemorragia, são normalmente efectuados outros exames para detetar problemas que a possam ter causado, como um aneurisma.

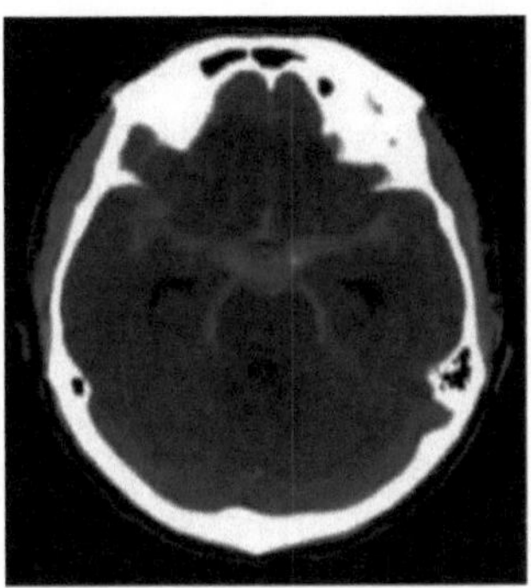

Fig 21 - Imagem axial NECT de TC cerebral numa mulher de 61 anos com cefaleias, mostrando uma hemorragia subaracnoideia aguda com cornos temporais bilaterais proeminentes do ventrículo lateral.

22. **O hematoma extradural (HED)**, também conhecido como **hematoma epidural**, é uma coleção de sangue que se forma entre a superfície interna do crânio e a camada externa da dura-máter, denominada camada periosteal. Estão normalmente associados a uma história de traumatismo e a uma fratura craniana associada. A fonte de hemorragia é geralmente uma artéria meníngea rasgada (mais comummente, a artéria meníngea média). Os EDHs têm uma forma tipicamente biconvexa e podem causar um efeito de massa com herniação. São geralmente limitados por suturas cranianas, mas não por seios venosos.

A HED é geralmente unilateral em mais de 95% dos casos, mas há relatos de HED bilaterais ou múltiplas.

- >95% são supratentoriais
  o temporoparietal: 60%
  o frontal: 20%
  o parieto-occipital: 20%
- <5% estão localizados infratentorialmente na fossa posterior

TC

Em quase todos os casos, os hematomas extradurais são observados nas tomografias computorizadas do cérebro. Têm tipicamente uma forma bi-convexa (ou lentiforme) e encontram-se mais frequentemente sob a parte escamosa do osso temporal. Os EDHs são hiperdensos, algo heterogéneos e nitidamente demarcados. Dependendo do seu tamanho, podem estar presentes características secundárias de efeito de massa (por exemplo, desvio da linha média, herniação subfalcina, herniação uncal).

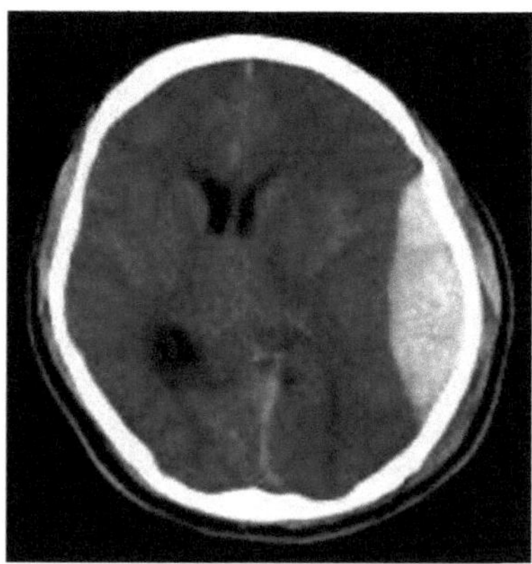

Fig 22 a-Axial da imagem cerebral NECT mostrando hematoma epidural agudo extra-axial na região fronto-temporal esquerda.

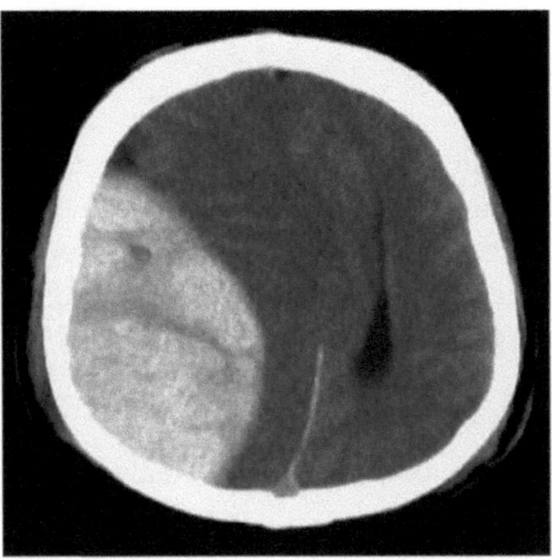

Fig 22 b-A imagem axial NECTbrain mostrando hematoma epidural agudo extra-axial na região fronto-parietal direita com desvio da linha média e efeito de massa associado a herniação subfalcina.

23. **A hemorragia subdural (HDS)** é uma acumulação de sangue no espaço subdural, o espaço potencial entre a dura-máter e a aracnoide das meninges que rodeiam o cérebro. A HDS pode ocorrer em qualquer faixa etária, deve-se principalmente a traumatismos cranianos e a tomografia computorizada é normalmente suficiente para fazer o diagnóstico.

TC

O aspeto das SDHs na TC varia consoante a idade e a organização do coágulo.

Hiperagudo

Na maioria dos casos, os doentes não são sujeitos a imagiologia na fase hiperaguda (primeira hora, aproximadamente), mas, ocasionalmente, quando esta é efectuada, aparecem relativamente isodensos em relação ao córtex adjacente, com um aspeto de redemoinho devido a uma mistura de coágulo, soro e sangue não coagulado em curso· .

Aguda

A aparência clássica de um hematoma subdural agudo é uma coleção extra-axial homogénea hiperdensa em forma de crescente que se espalha difusamente pelo hemisfério afetado. À medida que o coágulo começa a retrair-se, a densidade aumenta tipicamente para > 50-60 HU, sendo assim hiperdensa em relação ao córtex.

Em doentes com doenças subjacentes de baixa hemoglobina e plaquetas, como por exemplo a anemia falciforme, a hemorragia subdural aguda pode ser hipodensa mesmo na fase aguda.

Subaguda

À medida que o coágulo envelhece e ocorre a degradação das proteínas, a densidade começa a diminuir. A dada altura, entre 3 e 21 dias (tipicamente 10-14 dias), a densidade desce para ~ 30 UH e torna-se isodensa em relação ao córtex adjacente, tornando a identificação potencialmente complicada, especialmente se as colecções subdurais forem bilaterais ·

Crónica

Por definição, tem pelo menos 3 semanas de idade,

A coleção subdural torna-se hipodensa e pode atingir ~0HU e ser isodensa em relação ao LCR, mimetizando higromas subdurais.

A forma de crescente pode mudar para biconvexa.

Aguda ou crónica

Os hematomas subdurais agudos sobre crónicos referem-se a um segundo episódio de hemorragia aguda num hematoma subdural crónico pré-existente. Aparece tipicamente como uma coleção hipodensa com um nível de hematócrito (localizado posteriormente). Um aspeto semelhante pode ser observado em doentes com perturbações da coagulação ou a tomar anticoagulantes.

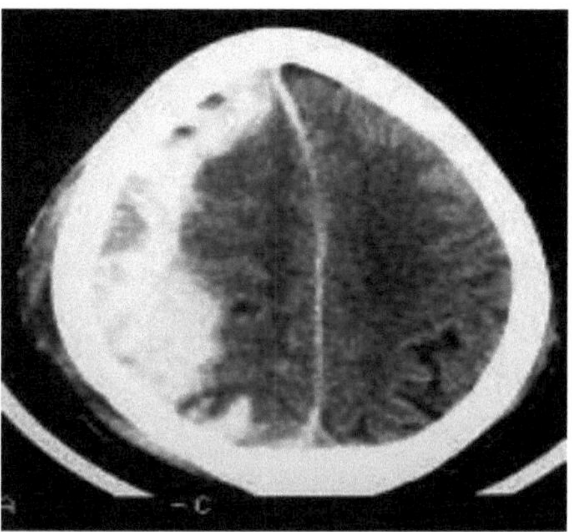

Fig 23 a-Axial da imagem cerebral NECT mostrando uma lesão hiperdensa extra-axial na região fronto-parietal direita e uma fissura inter-hemisférica hiperdensa S/O SDH aguda.

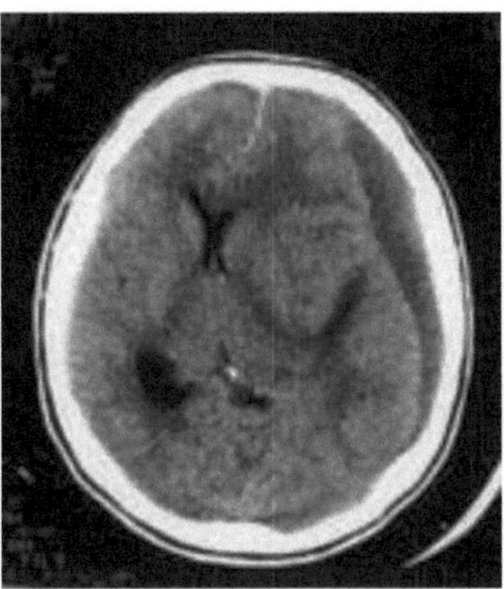

Fig. 23 b - Imagem cerebral axial NECT que mostra uma lesão hipodensa extra axial na região fronto-temporal esquerda resultante do desvio da linha média do septo pelúcido contralateralmente S/O SDH crónica.

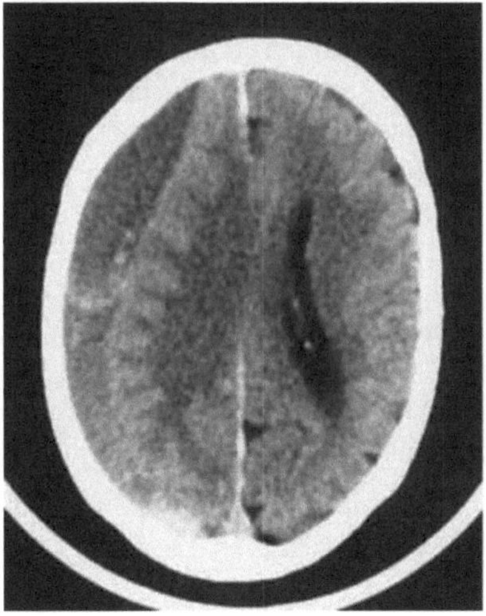

Fig. 23 c - Imagem cerebral NECT axial que mostra uma lesão hipodensa extra-axial na região fronto-parietal direita e estrias hiperdensas de hemorragia aguda S/O aguda em SDH crónica.

24. O AVC isquémico resulta de uma cessação súbita da chegada de quantidades adequadas de sangue a partes do cérebro. Os AVC isquémicos podem ser divididos de acordo com o território afetado ou o mecanismo. Um AVC isquémico apresenta tipicamente um défice neurológico de início rápido, que é determinado pela área do cérebro que está envolvida.

- Os acidentes vasculares cerebrais isquémicos do envelhecimento podem ser importantes numa série de
e médico-legal. hiperaguda precoce: 0 a 6 horas

- hiperaguda tardia: 6 a 24 horas

- aguda: 24 horas a 1 semana

- subaguda: 1 a 3 semanas

- crónica: mais de 3 semanas

A TC sem contraste do cérebro continua a ser o principal método de imagiologia no contexto de um AVC agudo.

Imediato

O sinal mais precoce visível na TC é um segmento hiperdenso de um vaso, que representa a visualização direta do trombo/embolo intravascular e, como tal, é visível imediatamente. Embora isto possa ser observado em qualquer vaso, é mais frequentemente observado na artéria cerebral média (ver <u>sinal da artéria cerebral média hiperdensa</u> e <u>sinal do ponto da artéria cerebral média</u>

Hiperaguda precoce

Nas primeiras horas, são visíveis vários sinais, dependendo do local da oclusão e da presença de fluxo colateral. As características iniciais incluem:

- perda de diferenciação entre a substância cinzenta e branca e hipoatenuação dos núcleos profundos:
    - alterações do núcleo lentiforme observadas logo 1 hora após a oclusão, visíveis em 75% dos doentes às 3 horas.
- hipodensidade cortical com edema parenquimatoso associado e consequente apagamento giral
    - o córtex que tem um fraco fornecimento de colaterais (por exemplo, a fita insular) é mais vulnerável .

Aguda

Com o tempo, a hipoatenuação e o inchaço tornam-se mais acentuados, resultando num efeito de massa significativo. Esta é uma das principais causas de danos secundários em grandes enfartes.

Subaguda

Com o passar do tempo, o inchaço começa a diminuir e pequenas quantidades de hemorragias petequiais corticais (não confundir com transformação hemorrágica) resultam na elevação da atenuação do córtex. Este fenómeno é conhecido como o fenómeno de embaciamento da TC. A imagiologia de um AVC nesta altura pode induzir em erro, uma vez que o córtex afetado parecerá quase normal.

Crónica

Mais tarde, o inchaço residual desaparece e a gliose instala-se, aparecendo eventualmente como uma região de baixa densidade com efeito de massa negativo. Por vezes, também se pode observar mineralização cortical com um aspeto hiperdenso.

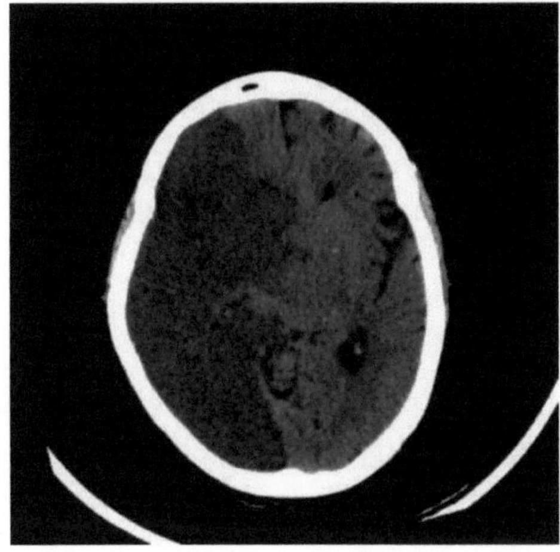

Fig 24 a-Axial da imagem cerebral NECT mostrando uma área hipodensa na distribuição da região do território da MCA direita s/o infactor

25. O abcesso cerebral é uma doença potencialmente fatal que requer um tratamento rápido e uma identificação radiológica imediata. Por fase

1. cerebrite precoce

- pode ser invisível na TAC

- hipodensidade cortical ou subcortical mal marginada com efeito de massa com pouco ou nenhum realce

2. cerebrite tardia

- lesão irregular com um centro hipodenso, melhor definida do que a cerebrite precoce

3. cápsula primitiva

- massa com rebordo bem definido, com um rebordo exterior hipodenso e um rebordo interior hiperdenso (<u>sinal do rebordo duplo</u>) é observada na maioria dos casos

4. cápsula tardia

- lesão com realce da margem com cápsula espessada e cavidade central hipodensa diminuída

TC

Em doentes com suspeita de sépsis intraparenquimatosa, devem ser obtidos exames pré e pós-contraste, a não ser que se pretenda efetuar uma RM independentemente dos resultados da TC. Os aspectos típicos incluem:

- anel de tecido iso ou hiperdenso, geralmente de espessura uniforme

- atenuação central baixa (fluido/pus)

- baixa densidade circundante (edema vasogénico)

- pode estar presente <u>ventriculite</u>, vista como realce do ependima

- <u>a hidrocefalia obstrutiva é </u>comum quando ocorre disseminação intraventricular

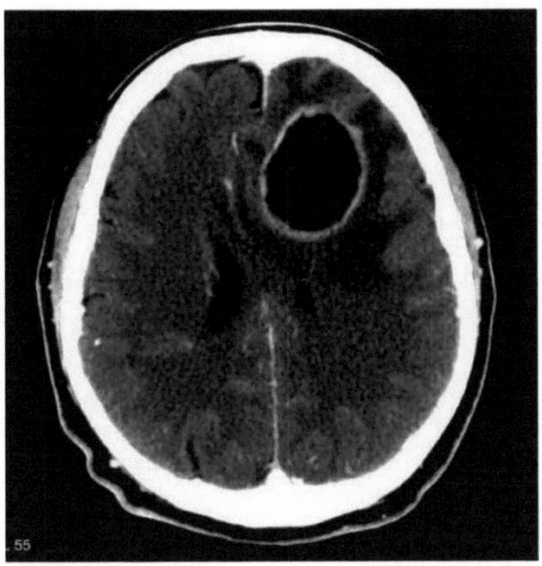

Fig 25 a-Axial da imagem cerebral NECT mostrando uma lesão com realce anelar na região frontal esquerda com edema perilesional maciço.

REFERÊNCIAS:

1. Osborn AG, Preece MT. Cistos intracranianos: Radiologic-pathologic correlation. Radiology 2006 Jun; 239:650-63.

2. Weins J, Stenbeg A (2003) Crânio. In: Freyschmidt J Brossman J, Weins J ed. Borderlands of normal and early pathological findings in skeletal radiography. Thieme, Nova Iorque, pp. 380-386.

3. Boyer RS. Distúrbios da histogénese: síndromes neurocutâneos. In: Osborn AG, ed. Diagnostic neuroradiology. St Louis, Mosby, 1994; 72-113:

4. Chen XY, Lam WW, Ng HK, Fan YH, Wong KS. The frequency and determinants of calcification in intracranial arteries in Chinese patients who underwent computed tomography examinations. Cerebrovasc Dis 2006; 21:91-97.

5. Kauffman WM, Sivit CJ, Fitz CR, et al. Avaliação por TC e RM do envolvimento intracraniano na infeção pediátrica pelo VIH: Uma correlação clínico-imagiológica. AJNR Am J Neuroradiol. 1992; 13:949-957. 11

6. Alkan A, Parlak M, Baysal T, Sigirci A, Kutlu R, Altinok T. Tuberculomas em placa de tentorium numa mulher grávida: seguimento com RM. Eur Radiol 2003; 5:1190-1193.

7. Hope JK, Armstrong DA, Babyn PS, et al. Tumores meníngeos primários em crianças: Correlação dos achados clínicos e de TC com o tipo histológico e o prognóstico. AJNR Am J Neuroradiol. 1992; 13:1353-1364.

8. Sue CM, Crimmins DS, Soo YS, et al. Características neurorradiológicas de seis famílias com a mutação pontual MELAS tRNA(Leu) A2343G: Implicações para a patogénese. J NeurolNeurosurg Psychiatry.1998; 65:233- 240.

9. Irfan A, Qureshi A. Departamento de Neurocirurgia, Centro Médico de Pós-Graduação Jinnah, Karachi. In: intracranial space occupying lesions-review of 386 cases; 319-20.

10. Alabedeen b z, jamjoom. Padrão de lesões que ocupam espaço intracraniano: a experiência do hospital universitário Rei Khalid.Ann.saudimed,1989;9:3-10.

11. Mahmoud MZ. Lesões ocupando espaço intracraniano em pacientes sauditas usando tomografia computadorizada. Asian Jr of med rad

research 2013may;1:25-8.

12. Chiewvit P, Dhanchaivijitr N, Nilanont Y, Poungvarin N. Computed Tomographic findings in non-traumatic haemorrhagi stroke.JMedAssocThai2009;92(1):73-86.

13. Deck MDF, Messina AV sackett Jf. CT em doenças metastáticas do cérebro.Radiology1976;119:115-20.

14. Pott's DG, abott gf, von sneldern jv. n. National cancer institute study- CT in the evaluation of intracranial neoplasms-metastatic tumors.Radiology1980;136:657-64.

15. Bhargava, S e Tandon PN. Intracranial Tuberculomas CT study. BJR 1980;53:935-45.

16. Whelan MA, Stern J. Intracranial tuberculoma. Radiology 1981; 138:75-81.

17. Kendall B, Pullicino P. Comparação da consistência do meningioma e da aparência da TC. Neuroradiology 1979; 18: 173-6.

18. Amundsen P, Dugstad G, Syvertsen AH. The Reliability of CT for the diagnosis and differential diagnosis of meningioma, glioma and brain metastasis. Ata neurochirurg 1978;41:177-90.

19. Ganti sr, antunes jl, lousis k, and hilal sk. TC no diagnóstico de cistos coloidais do terceiro ventrículo. Radiologia 1981;138:385-91.

20. Koeller KK, apressado EF. Medulloblastoma: uma revisão abrangente com correlação radiológica-patológica. radiographics 2003;23:1613- 37.

21. Zimmerman R.A. Et al: spectrum of medulloblastomas demonstrated by computed tomography. Radiology 1978 Jan; 126:137-41.

22. Jack CR Jr, Reese DF, scheithauer BW. radiographic findings in 32 cases of primary CNS lymphoma. Am j Roentgenol. 1986 Feb; 146:271-6.

23. Rees JH, smirniotopoulos JG, Jones RV Wong K. Glioblastoma multiforme: radiologic-pathologiccorrelation . Radiographics1996;16:1413-38.

24. T chang s, scott g, terbrugge k, melancon d, belanger g. CT as possible aid to histological grading of supratentorial gliomas. Journal of neurosurgery 1977;46:735-40.

25. Koeller KK, Rushing EF. Oligodendroglioma e suas variantes: correlação radiológica-patológica. radiografia 2005;25:1669-88.

26. Swartz JD, Zimmermann RA, Bilaniek LT. CT of intracranial Ependymoma.Radiology1982;143:97-101.

27. Daniel DL, williams AL, Thorntron RS, Meyer GA, Cusick JF. Diagnóstico diferencial de tumores intraselares por TC. Radiology 1981; 141:687-701.

28. Harwood-Nash DC: Neuroimagem da infância Craniofaringioma. Pediatr Neurosurg 1990;   21:2-10.
31. Lee YY, Van Tassel P.Intracranial oligodendrioglioma.AJNR 1989;10:363-70.

29. Naidich TP, et al.Comuted tomography in diagnosis of extra-axial posterior fossa masses.Radiology 1976Aug   ;120:333-39.
33. Carbajal JR, Palacious E, Azar Kia B, Churchill R.Radiologia da cisticercose do SNC incluindo TC.Radiologia 1977;125:127-31.

30. Kauffman DM, leeds NE. CT in the diagnosis of intracranial abscess. Neurology 1977;27:1069-73.

31. Modic, M.T., Weinstein, M.A., Rother, A.D. Erenberg, G., Duchesnesu, P.M., Kaufman, B., Calcification of the choroid plexus visualised by computed tomography. Radiology, 1980,135 (2): 369372.

32. Lunardi P, Missori P. Supratentorial dermoid cysts. J Neurosurg1991;75:262-6.

33. Davis KR, Roberson JH, Taveras JM new PFJ, Trevor R. Diagnosis of epidermoid tumors by CT. Radiology 1976;116:347-53.

34. Kollias SS, Ball WS, Prenger EC.Malformações císticas da fossa posterior: diagnóstico diferencial esclarecido através da análise embrológica.Radiographics1993;13:1211-31.

35. Hirsch JF, Pierre KA, Renier D et al.A malformação de Dandy Walker: uma revisão de 40 casos. J Neurosurg 1984;61:515-22.

36. Altman NR, Pursen RK, Donovan MJ.Tuberous sclerosis:characteristics at CT and MRI imaging. Radiology 1988;167:527-32.

37. Kieffer SA, Gold LH. Calcificações fisiológicas intracranianas. Semin Roentgenol 1974; 2:151-162.

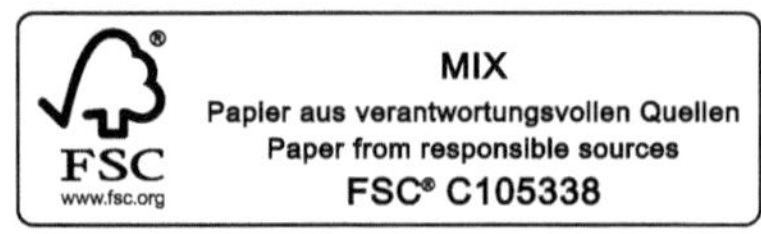

Printed by Books on Demand GmbH, Norderstedt / Germany